当事者研究

等身大の〈わたし〉の発見と回復

当事者研究

等身大の〈わたし〉の発見と回復

Kumagaya Shin-ichiro
熊谷晋一郎

岩波書店

はじめに

多数派向けにデザインされた社会環境に、無理をして適応しようとするのではなく、有限な可変性の中で生きる等身大の〈わたし〉が、そのままで生きられるよう社会環境を変化させることを主張してきた「当事者運動」。他者や社会にとって有用な人間になるという理想を追い求めて現実の有限な〈わたし〉を意志の力で抑え込む依存症的な生き方をやめ、〈わたし〉の可変性を過大にも過小にも評価せず、変えられない部分については信頼関係の中で複数の他者に支えてもらう新しい生き方を回復とみなした「依存症自助グループ」。この当事者活動の二大潮流が、二〇世紀末に北海道の浦河町《うらかわちょう》で合流し、「当事者研究」は生まれた。

当事者研究は、自分と似た仲間との共同研究を通じて、等身大の〈わたし〉を発見すること、そして、そんな自分を受け容れるものへと社会を変化させることを通じて、回復へと導く実践といえる。その意味で、当事者研究は世界にたった一人の自分の〈個性〉を探究し、その知識を踏まえて世界をより住みよいものに変えていこうとする取り組みに他ならない。当初、統合失調症などの精神障害の領域で生まれた当事者研究は、その後、依存症の領域に逆輸入されただけでなく、発達障害や慢性疼痛《とうつう》など、様々な分野に広がっていった。在野だけではない。二〇一五年には東京大学の中に、全国に先駆けて当事者研究を専門にする講座ができ、病院内にはピアワーカーが、研究室には当事者研究者が制度的に雇用され活躍を始めている。

信じられる未来の見通しを得にくい現代社会の中で、いかに生きるかを指し示す道しるべとしての個性というテーマは、極めて重い。本書は、東北大学教授の大隅典子先生が代表をつとめられ、筆者もメンバーに加えさせていただいている「多様な『個性』を創発する脳システムの統合的理解」という研究プロジェクトの企画として催された一般向け講演(1)の内容がもとになっている。このプロジェクトには、多様な分野の一線で活躍する研究者が、当事者研究が追い求めてきた個性の成り立ちを解明しようと結集している。大隅先生をはじめ、様々な研究者との刺激的な対話とその継続的な励ましなしには、本書が形を成すことはなかっただろう。

この本では、自閉スペクトラム症研究を例に、発見と、回復・運動という二つの要素をあわせもった当事者研究の最新動向と、多分野の研究者との協働によって、知識や支援法の共同創造が始まりつつある現状を紹介しようと思う。第1章では当事者研究が誕生するに至った背景を説明し、続く第2章では当事者研究における回復の捉え方を、第3章では当事者研究の方法について述べる。さらに、第4章と第5章ではそれぞれ、当事者研究の発見的要素、回復・運動的要素を、具体的な自閉スペクトラム症研究を参照しつつ紹介する。そして終章では、当事者研究と他の当事者活動、当事者研究とアカデミアとの協働に関して、将来展望を行う。

当事者研究　目次

図6、9、11、12＝川野郁代

第1章　当事者研究の誕生

本書では「当事者研究」という、比較的新しい、日本独自の取り組みを紹介する。

当事者研究は、二〇〇一年に北海道の浦河町にある精神障害をもつ人々の生活拠点「浦河べてるの家」で誕生した、ユニークな「自分助け」の技法である。二〇一七年に筆者が編纂した、当事者研究に関する一般向けの本『みんなの当事者研究』を読んでいただけるとわかるように、当初、統合失調症を中心とした精神障害のある人々の間で行われていたこの技法は、瞬く間に地域や分野を越境し、依存症、発達障害、慢性疼痛、双極性障害、レヴィ小体病、吃音《きつおん》、聴覚障害などにおいても実践され始めている(1)。さらに最近では、障害や病気というカテゴリーさえも超え出て、子ども、女性、大学生など、生きづらさを感じているあらゆる人々の間に広まりつつある。

二〇一〇年以降は、ソーシャルワーク、精神医学、哲学、教育学、社会学、認知科学、ロボティクスなど様々な専門領域との連携も進んできた。さらに二〇一二年には全国の当事者研究実践をつなぐために「当事者研究ネットワーク」が設立され、二〇一五年には様々な学術分野との連携を進めるために東京大学先端科学技術研究センターの中に当事者研究分野が設置され、筆者はそこで研究や教育に携わっている。(2)

本書では特に、二〇〇七年以降、自閉スペクトラム症(ASD)の診断をもつ綾屋紗月《あややさつき》(東京大学先端科学技術研究センター当事者研究分野所属の特任講師)と筆者が行ってきた、ASDをめぐる当事者研究を中心に扱うつもりであるが、ASDについての研究紹介は第4章以降で触れることにする。まずは導入として、当事者研究とはどのようなものか、その素描を行うことにしよう。(3)

1-1 当事者研究を生んだ二つの潮流
——当事者運動と依存症自助グループ

誰もが日常の中で行っている当事者研究

進路や人間関係、経済状況や健康など、障害のあるなしにかかわらず、誰でも生きていればたくさんの苦労に直面する。苦労に直面し、そのことを自覚している人を、ここでは広く、その苦労の**当事者**と呼ぶことにしよう。

当事者になったとき、私たちはどのようにしてその苦労と向き合うだろうか。たとえば、本や雑誌、インターネットなどを使って、自分の苦労と類似した苦労に直面してきた先人たちの知恵を調べようとするかもしれない。あるいは、友人や家族、同僚など、周囲の人々に相談をするかもしれない。こうした相談の場面では、お互いに、自分がいま置かれている状況や思い、過去の経験などを語る。そのことが、互いのことをより深く知り合うきっかけになる。状況や思い、過去の経験を分かち合うだけでなく、経験の解釈や、ではどうしていくかという対処法についても、一緒に考えたりする。苦労を出発点に、他者に向けてそれを表現し、先行事例を調べ、分かち合い、解釈や対処法をともに考える——この一連の過程こそが、本書が扱おうとしている当事者研究である。

このように、当事者研究は新しい何かではない。大学や研究機関の中ではなく、ふだんの日常の中で常に私たちが行っているものである。

研究を当事者の手に取り戻す

ではなぜ二〇〇一年になって、こうした当たり前の取り組みが、わざわざ当事者研究などと呼ばれるようになったのか。

それは、人類が経験する苦労のレパートリーの一部——たとえば周囲の人には聞こえない声が聞こえるであるとか、周囲の人と大きく異なる認知の枠組みや信念体系の中で生きる苦労など——は、その解釈や対処法についての先行事例を調べようにも、そもそも人類に知識が不足しており、勇気を出して周囲の人々に苦労の経験や思いを表明しても、それを聞いた人々に動揺を引き起こし、相談や対話が成り立たない状況がいまだに残っているからである。こうしたある種の苦労は、隣人と分かち合い研究する対象ではなくて、分かち合い困難な「病理」とみなされ、当事者に対して精神障害や発達障害などのレッテルが貼られ、病院など、特殊な施設で閉鎖的に取り扱われてしまうのである。

　閉鎖的な環境で扱われるこうした苦労は、多くの人々の目に留まることなく、なかったものとされやすい。施設に収容された当事者は、隣人とともに苦労の解釈や対処法を編み出していくという、当たり前の研究の機会を奪われ、研究作業を専門家に丸投げせざるを得ない状況に置かれている。しかも残念なことに、専門家が神経修飾物質や脳神経科学などの用語を乱用し、苦労に対して過度に還元的な生物学的解釈を与えるために、当事者は自分の人生という文脈の中で与えられる意味[4]を奪われることさえもある。つまり、苦労の背景にある状況や思いを深め合うことなく、苦労が「ただ取り除くべき無意味な症状」として治療対象にされてしまうのである。

　浦河べてるの家が長年挑戦し続けてきたのは、こうした当たり前の作業を、精神障害などのレッテルを貼られて隔離されてきた当事者の手に取り戻し、**症状の有意味性**[5]を発見するという極めてシンプルなことだった。多くの人が享受している当たり前のことを、少数派も享受できるような社会。これを実現するための運動を、広く**当事者運動**と呼ぶならば、当事者研究誕生の背景には、当事者運動の理念が存在していたといえる。

しかし、そんな当たり前の社会を実現しようとするや否や、異なる知覚や信念体系、思考や行動のパターンへの不寛容さや、病気や障害に対する**スティグマ**(6)(stigma)など、たくさんの障壁がそれを阻むような社会に私たちは生きている。だからこそ、当たり前のことではあるけれども、ことさらに当事者研究という言葉を使って宣言する必要があったのである。

現在、世界中で起こりつつある精神医療改革は、不寛容さやスティグマなどの障壁を少しでも減らすことで、精神障害や発達障害をもつ当事者が、隔離的な病院や施設ではなく、隣人の生きる地域の中で、当たり前に自分の経験や苦労について話をし、一緒にその解釈や対処法について考えていける文化を実現しようという方向を向いている。(7)べてるの家での取り組みも、そうした世界的潮流と方向性を共有しているといえるだろう。

支援の技法が置かれる文脈

こうした脱施設・地域移行の潮流と並行して、地域の中で発生する様々な苦労に対して周囲の人々や支援者と一緒に研究的に向き合おうとする、認知行動療法(CBT)や社会技能訓練(SST)といった新しい支援の技法が世界中で勃興してきた。べてるの家でも一九九〇年代からいち早く、こうした技法が取り入れられている。

しかし残念ながら、必ずしも脱施設・地域移行の文脈でCBTやSSTが行われるわけではない。地域のただなかではなく、地域から隔絶された治療の空間で行われているCBTやSS

Tもある。こうした隔離空間でのCBT、SSTと、べてるの家で行われるそれらは、たとえ同じ技法ではあっても、「どこで誰と行うのか」「誰の何が変わるのか」という、「技法が置かれる文脈」の点で相違点がある。

治療の空間でのCBTやSSTはたいていの場合、「苦労が発生している現場からは離れた治療空間で、治療者と行う療法であり、変わることが期待されているのは当事者の認知や行動」である。苦労している本人の変化のみによって苦労の解決を図ろうというこうした考え方は、後述する障害の**医学モデル**という捉え方と通じている。

それに対してべてるの家では、「苦労が発生している現場のただなかで、苦労の原因でもあり分かち合いの相手でもある仲間とともに行い、変わることが期待されているのは本人というより仲間全員が共有する知識」なのである。(8)

人々が共有する知識は、特定の誰かの中にあるものというより、公共財としての社会環境の重要な構成要素の一つである。べてるの家では、診察室などの密室で行われがちだったCBTやSSTを、地域に公開したともいえる。

この**公開性**によって、密室で苦労している本人の変化ではなく、社会環境の変化を引き起こして苦労の解決を図ろうとする考え方は、後述する障害の**社会モデル**と相通じる。仮に本人の認知や行動が変わらなかったとしても、本人が抱えている苦労について周囲が知識をもち、本人の行動の理由が共感的に理解されたならば、それだけで多くの問題が解決することがあるのだ。
ＣＢＴとＳＳＴは、べてるの家の実践の中に取り入れられることによって、医学モデル的な治療の技法から、社会モデル的な知識の生産とその共有、言い換えれば研究の技法へとその性質を変えていったのである。

認知行動療法・社会技能訓練の限界

当事者運動や社会モデルの社会実装ともいえる、べてるの家特有のＣＢＴやＳＳＴから、当事者研究が分出する過程においては、ＣＢＴやＳＳＴだけでは十分に扱いきれない苦労の存在が影響していた。

精神分析などと違って、ＣＢＴやＳＳＴでは過去の出来事を深く取り上げることはせず、直近の苦労と、前向きな対処法に力点が置かれる。しかし向谷地《むかいやち》生良《いくよし》によれば、べてるの家でＣＢＴやＳＳＴが定着していく中で「**過去**の経験からの逃避的、回避的な傾向をもつメンバーが**本当の気持ち**を話さない」「メンバー自身が自分のかかえる生きづらさを**理解**できない」「メンバー間の**仲間意識**の低さ」「トラブルを起こすメンバーが問題な人として**排除**される」「スタッフ側が幻覚、妄想の話を聞こうとしない」「相談する人／援助する人という**非対称な二者構造**が温存される」という限界が見えてきた(9)。

このようにして、援助する側もされる側も、自覚している表面的な苦労の背後にある構造や意味を発見し、共有することで、一段深い自己理解と相互理解に到達するための技法が求められるようになったのである。

ＣＢＴやＳＳＴでは、比較的最近の経験の中から、時間や場所を超えて繰り返される苦労の**「パターン」**を発見し、そのパターンの可変性を問い直すことが多い。しかし、過去の出来事や、傷になっているエピソードといった一回性の**「物語」**が、現在繰り返されているパターンの背景に存在していることも少なくない。さらに、現在本人が置かれている人間関係や経済的状況など、共時的な文脈も複雑である。パターンの背後にある、こうした通時的・共時的に複雑な物語を単純化して、表面的な問題行動だけをつかまえてＣＢＴやＳＳＴを行っても、自己理解や相互理解の深度は限定的なレベルにとどまり、回避傾向、仲間意識の低さや排除、支援する側とされる側の権力勾配《こうばい》は温存されてしまう。

べてるの家でも当初は、状況の複雑さを十分に取り扱えず、ＳＳＴの場面で「これが上手になりたいってテーマをもってきてる人いる？」と聞いても、シーンとして、結局茶話会で終わるような実情があったという。つまり、状況の複雑さと特異さを前にして、圧倒的に、それを表現し分かち合うための「言葉と物語」が足りていなかったのである。

依存症自助グループがもたらした物語の文化

そのような状況の中で、べてるの家の実践の中に豊かな物語の文化をもたらしたのは、**依存**

症自助グループの存在だった。インタビューにこたえて向谷地は以下のように述べている。[10]

浦河では統合失調症の人もアルコール依存症の人も、とにかく一緒に活動してきたっていう歴史がある。アルコール依存症の人たちはＡＡ(Alcoholics Anonymous)とか断酒会で、「私はアルコール依存症の○○です」とアノニマスネーム(ニックネーム)で自分たちの経験談を語る。そんな語りが身近にあったわけですが、統合失調症の人たちは自分たちの経験を語ってはならないというような、ある種の暗黙の歯止めがあったという気がするんです。「私は統合失調症です」なんてこと知られて良いことなんて何もないと。「語ること」に統合失調症治療のエビデンスなんてないし、薬物療法が第一優先されるべきものであるという常識みたいなものに縛られていた。なにより統合失調症の人たちは語れないという常識があったし。

しかし見ていると、べてるではアルコールの人たちが「俺はこんなことがある」と言うと、統合失調症系の人たちも「俺と同じだ」って言い出すんです。統合失調症系の人たちの話にもアルコール依存症の人が「なんだ、俺と同じだ」って言い出す。

浦河において、いくつかの偶然の条件が重なったことで、物語ることを禁じられてきた統合失調症の当事者たちが、語りと分かち合いによる回復の技法を一九三〇年代以降洗練させてきたアルコール依存症の当事者たちと出会ったことは、当事者研究誕生の引き金を引いた。綾屋によれば[11]、アメリカのアルコール依存症自助グループであるアルコホリクス・アノニマス(Alcoholics Anonymous: AA)の流れを汲む浦河AAの協力のもと、統合失調症向けのプログラムであるスキゾフレニクス・アノニマス(Schizophrenics Anonymous: SA)が、日本で初めて、二〇〇一年に浦河に誕生した。SAではしばしば、次のSSTでどのようなテーマを取り上げるかが話され、そこでのSSTに向けた話し合いが、徐々に当事者研究的なものになっていったのである。

ただし、SAと当事者研究の間にはいくつかの相違点もある。最も重要な違いは、先ほども触れた公開性の有無である。SAや、その上流に位置づくAAには、「言いっぱなし、聞きっぱなし」と呼ばれるルールが存在し、グループの中で語られたことを外部に口外することは原則として禁じられている。このルールのおかげで、話しにくいことを正直に話すことのできる場の安全性が確保されているともいえる。しかし当事者研究では、この公開性は、当事者研究の内容が、CBTやSSTから公開性という特徴を引き継いでいる。この公開性は、先述したべてるの家特有の社会モデル的な社会変革の効果、言い換えると当事者運動の効果を発揮するうえで重要である。

二つの潮流を束ねた「研究」という概念

社会によって無力化された当事者が、自らの身体の変えられない**パターン**を起点にした**未来**

志向の社会変革を通じて、当たり前の暮らしと、本来もっている**力**を取り戻す当事者運動。他者に頼らず自分の力を過信する中で依存症に陥った当事者が、自らの**無力**を認め、類似した経験をもつ仲間との**過去**の経験の分かち合いを通じて、表面的な依存行動のパターンの深層にある**物語**を発見する依存症自助グループ。当事者同士の**共同性**を重視するという点では共通するこの当事者活動の二大潮流が浦河で合流して、当事者研究が誕生した。したがって当事者研究は、当事者運動由来の「**力**／**未来**／**パターン**」と、依存症自助グループ由来の「**無力**／**過去**／**物語**」といった、一見すると相反する特徴をあわせもっている。

この二系列の特徴を束ねるうえで蝶番《ちょうつがい》となっているのが、「研究」という概念だろう。研究は、無知や**無力**の自覚がある人でなければ行えないものであるが、研究を通じて発見された知識は**力**を与える。研究は、深く**過去**を振り返ることで、**未来**を展望したり変えたりする営みである。研究は、自己や世界を記述しようと試みるが、その記述の様式には、自然科学のように時間や場所を超えた通状況的な反復構造（**パターン**）を記述するものと、歴史学のように一回性の出来事の連なり（**物語**）を記述するものの両方がある。さらに研究は、より客観的な知識に近づくために複数の研究者で行う**共同的な営み**でもある。**こうして研究という概念は、当事者運動由来の「力／未来／パターン」と依存症自助グループ由来の「無力／過去／物語」、そして両者に共通する「共同性」という特徴を束ねる役割を果たしている。**

当事者運動と依存症自助グループという二つの当事者活動が、研究の名のもとに北海道の浦河町で合流して、当事者研究が生まれた歴史を駆け足で見てきた。重要なポイントは、これらの合流、そして当事者研究の誕生は、当事者運動だけでは十分ではなかった当事者や、依存症自助グループだけでは十分ではなかった当事者によって、切実に必要とされていたという点である。

当事者研究を必要としている当事者がどのような人々なのかを知ることは、当事者研究という実践の射程と限界を知るうえで重要である。合流を必要としていたのはどのような当事者だったのだろう。この問いに答えるためには、当事者運動と依存症自助グループがそれぞれどのような営みであり、それぞれがどのような当事者を置き去りにしてきたのかを知る必要がある。

1-2 当事者運動——医学モデルから社会モデルへ

まず、当事者運動の方から見ていくことにしよう。さかのぼること一九七〇年代頃、重度身体障害者は、家族、とりわけ母親からのケアに依存することでしか生きて行かれない状況に置かれていた。親によるケアの独占は、多くの人々が子どもの頃には経験するものだろう。しかし健常児の場合、成長するにつれて親以外の他者や環境からケアを調達できるようになり、依存先の偏りを小さくしていくことができる。それに比べて身体障害をもった子どもの場合、この移行がしばしばスムーズにいかない。

障害者のケア責任が母親に押し付けられる一九七〇年代という時代背景の中で、母親がケアを独占するのはむしろ必然だった。ケアの独占は、障害者の側から見れば、「親から見捨てられたら、もうおしまい」という状況を意味し、たとえ親に悪意がなくても、親に支配される度合いが増す。実際に、日本で自立生活運動が本格化した一九七〇年前後、障害をもったわが子の将来を悲観した母親によって、子殺し、もしくは無理心中が行われるという痛ましい事件が相次いでいた。当時の世論やマスコミはそのような母親に対して同情的であり、各地で母親の減刑を嘆願する運動が繰り広げられたり、母親の重荷を軽減させるための大規模な障害者隔離収容施設が、国家主導で建設されたりした。

そのような時代を背景にして、障害者による当事者運動は、おもに脳性まひ者を中心に広がっていった。それ以降の運動は、いくつかの潮流が同時期に並行して進んでいく。以下では渡邉琢(12)の整理を参考に、「青い芝の会」による運動、全国公的介護保障要求者組合の運動、自立生活センターの運動という三つの潮流に分けて解説する。

既存の価値観を問い直す——青い芝の会

一つ目の潮流である「青い芝の会」(一九五七年誕生)は、日本最初の公立肢体不自由児学校である東京都立光明養護学校の卒業生たちが主催していた「しののめ」という文芸サークルからスタートした。当初は同窓会的な親睦団体だったが、次第に脳性まひ者の全国的な集まりになっていった。特に、東京久留米園出身のグループと、マハラバ村（一九六〇年代に茨城県新治郡千代田村（現：かすみがうら市）願成寺につくられた、破天荒な僧侶「大仏空《おさらぎあきら》」を相談役とした脳性まひ者たちの共同体）出身のグループ（横塚晃一や横田弘）が合流してからは、障害児殺しの母の減刑嘆願に異議を唱えるなど、障害者やその家族を追い詰める健全者中心の社会や優生思想的な価値観を徹底して批判する、ラディカルな運動を展開していく。(13)

制度に働きかける——全国公的介護保障要求者組合

二つ目の潮流をリードしたのは、東京都北区在住の重度脳性まひ者で、「足文字」という独特の表現方法を用いる新田勲《いさお》である。新田は、当時収容されていた府中療育センター（一九六八年開設）の中で、障害者と親しくなった職員がすぐに配置換えになることに異議を唱えるため、入所者や外部の支援者のみならず、センターの労働者や労働組合をも巻き込んで一九七〇年にハンガーストライキを決行した。その後も都庁前にテントを張り、一年あまりの座り込みの闘争を行ったが、ともに戦っていた学生との意見のすれ違いがきっかけで、施設から出て地域で暮らすことを決意した。

地域での生活を支える社会資源がない中で、新田はおもに無償ボランティアによる介助を得て生活を始め、同時に国や自治体に対し、地域での有償介護を制度化することによる「支援者の生活保障」と「障害者の介護保障」の二つを要求していった。その結果、東京都は一九七四年に「重度脳性麻痺者等介護人派遣事業」、一九七五年には生活保護の「他人介護加算」を開始する。その後、一九八八年に全国公的介護保障要求者組合[14]が設立され、厚生省などとの交渉を続けるとともに、重度脳性麻痺者等介護人派遣事業は、その対象を脳性まひ以外にも拡大する形で「全身性障害者介護人派遣事業」となっていくつかの自治体に広まり、障害当事者が選んだ介助者を自治体のホームヘルプ委託事業のヘルパーとして登録する自薦式ヘルパー制度も始まった。

一九九〇年には福祉関係八法が改正され、ホームヘルプの利用時間の上限拡大により二四時間介護を利用しながら地域生活を実現する人が増加した。全身性障害者介護人派遣事業は二〇〇六年施行の障害者自立支援法(現在の障害者総合支援法)では、「重度訪問介護」として「日常生活支援」の一部に組み込まれ、長時間の見守りを含めた介助派遣が可能となり、二〇一四年四月には重度の自閉症や知的障害、精神障害等により行動障害が激しい当事者も対象に含まれるようになった。

このように新田らの運動は、徐々に、しかし着実に、地域での有償介護制度を獲得、拡充させていった[15]。

市場に働きかける――自立生活センター

三つ目の潮流である自立生活センター（Center for Independent Living: ＣＩＬ）は、一九八〇年代にアメリカから輸入された運動であり、それまで日本に存在していた運動と合流し独自の展開をした。

一九八一年の国際障害者年以降、それまでの日本国内での運動を背景にしつつ、カリフォルニア州バークレーの自立生活センターでの研修にも学んで、地域生活への移行と支援を障害者自らが中心になって行う非営利組織（ＮＰＯ）である自立生活センターが日本各地で設立され、活動を展開していった。

一九八六年には中西正司《しょうじ》によって、東京都八王子市に「ヒューマンケア協会」が日本初の自立生活センターとして設立され、障害者と介助者との関係を「雇用」関係とみなす介助モデルのもとで、障害者に雇用主としてのトレーニングをするというプログラムが打ち立てられた（自立生活プログラム）。彼らは介助者の参入障壁を低くし、広い地域から柔軟な労働資源を調達するため、資格制はとらず、地域の誰もが介助者として登録できるようにした。また介助者は時給換算でスポット介助に入ることができ、センターは仲介と調整を行い、その手数料をとるという体制がとられた。

その後一九九一年には一五団体で「全国自立生活センター協議会」（ＪＩＬ＝ジル）が結成される。[16]

医学モデルから社会モデルへ

このように、身体障害者による運動は、「青い芝の会を中心とした、既存の価値観を問い直す思想的な運動」「新田らをはじめとする、権利・義務という法的なレトリックで制度に働きかける運動」「中西らをはじめとする、消費者・雇用主という消費社会的なレトリックで市場に働きかける運動」といった潮流が一体となって複線的に進んでいき、それまで家族や施設に独占されていたケアの調達ルートを、地域や市場へと開いていった。

これらの当事者運動は、「障害」の概念と、「自立」の概念を書き換えた。まず前者に関していうと、障害を「個人に宿るもの」ではなく、「社会に宿るもの」であると捉え直した。前者の古い考え方を「障害の医学モデル」といい、現在にも通じる後者の考え方を「障害の社会モデル」と呼ぶ。この障害についての考え方の変化が、いかに身体障害をもつ当事者にとって重要だったかを理解してもらうために、一九七〇年代に生まれた脳性まひ者である筆者の自伝的な回想を紹介する。(17)

筆者が生まれた一九七〇年代、脳性まひ(18)は、早期に発見して早期に濃厚なリハビリ訓練を行えば、高い確率で改善する障害であるとみなされていた。(19) 筆者自身も物心つく前から、一回一時間半の訓練を一日四、五回行うのが日課であった。訓練は子供心に、とても痛く、つらいものだった。
その後、一九八〇年代になると、訓練の長期的な効果について多くの研究報告がなされ、当初考えられていたような治療効果は存在しないことが、次々と明らかになっていった。[20]またそれと同時期、(中略)世界各地で同時多発的に勃興しつつあった障害者運動が互いに連携をし始め、大きな勢力となりつつあった。
障害者運動は、障害とはいったい何であるか、についての人々の考え方を大きく変えていった。従来、障害とは、障害者の体の中に宿るものであり、医学的な方法でそれを取り除くことではじめて、解決されるものであると考えられてきた。今日このような障害の捉え方は、障害についての「医学モデル」と呼ばれている。しかしそのような考え方に対して、障害者運動は異議申し立てをする。障害とは、障害者の体の中に宿るものではなく、少数派の体と、その体を受け入れない社会との「間」に生じる摩擦こそが、障害なのである。障害者運動が主張した、このような障害の捉え方は、障害についての「社会モデル」と呼ばれる。[21]
障害者運動において主張された社会モデルの考え方は、障害者自身の自己認識をも大きく塗り替えるものであった。「私の身体が悪いのではない、私の身体を受け入れない社会のほうが悪いのだ」という新しいパラダイムは、リハビリ漬けの毎日の中で、自分の身体を矯正すべきものとして否定し続けてきた筆者にとっても、まさに目から鱗の発想の転換であった。

障害者の当事者運動では、「何でも自分でできること」「お金を稼げるようになること」を自立とは考えない。運動における自立概念は、「自己決定をし、その結果について自己責任を負うこと」である。自己決定することが自立であり、実行することは自立にとって必要な条件ではない、と考えたのである。

また自己決定の原則を徹底するために、支援者は、たとえ善意であっても先回りせず、障害者の指示に忠実に従う手足に徹するべきだと主張された。それは、施設や家庭の中での、先回りが前提となった介助／被介助関係に対する反省から生まれてきた考え方である。

とかく密室的になりがちな介助／被介助関係においては、水を飲むタイミングや、トイレに行くタイミング等について、どうしても介助者の顔色をうかがいながら決めるようになりがちなものだ。そんな中で当事者運動が謳った自己決定の原則は、介助者の都合を優先するのではなく、あくまでも被介助者の意思が優先されるべきである、というゆずれない主張だった。このことは、自立生活運動の「私たちのことを、私たち抜きに決めないで」というスローガンによく表れている。

自分が直面する困難な現実の「当事者＝統治者[22]」になる、といった側面を重視する当事者研究の実践も、こうした当事者運動の考え方と大きな方向性を共有している。

1-3　当事者運動が見逃したもの
——見えにくい障害と公的空間の重要性

しかし当事者研究は、当事者運動と異なった側面ももっており、その違いは、「運動」と「研究」という力点の置き方の違いにも反映されている。

見えにくい障害

運動は、「当事者は、自分のことや、自分のニーズをすでによく知っている」という前提のもとで、ニーズを達成するために必要な支援や、社会環境の改善を主張する実践といえる。しかし、「自分のことや自分のニーズをすでによく知っている」という前提条件を享受できるのは、自分の障害の特徴やニーズを記述(可視化)できる、いわゆる、「見えやすい障害」をもつ当事者に限定される。

また、当事者運動が重要視してきた「自己決定の原則」に関しても、自己決定が可能になる前提条件として、自分の身体の作動について「こうすれば、こうなる」という予測がある程度ついている必要がある。なぜなら、自己決定が可能になるためには、選択肢の決定とその帰結をつなぐ「予測」を、ある程度もっていなければならないからだ。

このようにして、「私のことは私が一番よく知っている」前提のもと、自己決定の原則を掲げ、社会変革を要求していくという当事者運動の手前で、「見えにくい障害」[23]をもつ当事者は、置き去りにされる可能性が高まる。

このような問題を、筆者は以前、以下のように述べた[24]。少し長いが引用しておこう。

> 私のことは、私がいちばんよく知っている。
> 私が何者であるか、私が何を行うかは、私が決める。
>
> 当事者運動の精神ともいえるこの標語に、私は何度も助けられてきた。私たち障害者は、自分たちについての知識も、自分たちをどう扱うかについての統治権も、専門家たちに奪われてきた長い歴史を持っている。私たち障害者から発せられる言葉は、無視されたり、ゆがんで解釈されたりした。水を飲むタイミングも、トイレに行く段取りも、果ては生きていてよいのかどうかさえ、介護者の顔色を見ながら決めなければならなかった。
>
> そういった歴史を、過去のものというよりは、いつ何時でも再び自分に襲ってくるかもしれない潜在性としてひりひりと背中に感じ続けて生きている障害者たちにとっては、自分についての知や統治権を、確かに我がものであると確認し続けることが、生き延びるために必要不可欠なのである。

これまで当事者運動をリードしてきたのは、身体障害者が中心だった。その中には、二四時間介助が必要な重度の障害者もいた。彼らは、「私の身体が悪いのではない。このような身体の持ち主が障害を感じるように設計されている、社会のほうに問題があるのだ」と主張した。彼らのラディカルな価値転換と、実際に社会の中に生存可能な仕組みを作り上げた運動のおかげで、私は今、自由を感じながら生きていられている。

しかし、この標語について「これで十分である」と言い切れる者は、知らず知らずのうちにある前提条件を享受している相対的な強者であるということも、また事実だろう。障害者かどうかにかかわらず、生きていれば「自分が何者なのか」「何を望んでいるのか」「何を行うべきなのか」について、しばしばわからなくなり、立ち止まってしまうことがある。そのとき、私たちはこう言わなくてはならない。

私は、私のことをよく知らない。
私が何者であるか、私が何を行うかを、仲間と共に探る。

当事者ニーズを踏まえた支援を、とよく言われる。しかしニーズとは、いつも当事者にとって自明なわけではない。「ああいう状態になりたい」「こういう行為を行いたい」という形でニーズが表明されるためには、「その状態や行為を選択すると、自己身体や世界にどのような帰結が訪れるか」について、ある程度の予測が成り立っている必要がある。したがって、選択と帰結をつなぐ予測モデルが不安定な場合には、名状しがたい苦しみだけが感じられて、それを他者に伝える言葉も、具体的にどうしてほしいかのニーズの表明も、ままならなくなることがある。

とりわけここで注意を喚起しておきたいのは、「障害の重さという次元と、予測モデルの不安定さという次元は、異なる」という点だ。障害が重くても、その障害の日内変動や進行具合が小さい場合、「私の身体はこのような作動をするだろう」という予測モデルは安定する傾向にあるだろう。しかし一方で、障害そのものは軽くても、「天気が良ければ歩けるが、雨の日は車いすが必要」「理由はよくわからないが動ける日と動けない日がある」「見えにくい障害であるため、周囲がすぐに障害の存在を忘れて接してくる」というように、予測モデルが不安定化する場合もある。

そして、先述したようなニーズ以前の困難は、障害の重さというよりも、予測モデルの不安定さにより大きくかかわっているのではないか、と私は感じるのだ。しかし障害の重さに比べ、不安定さという次元はこれまで注目されてきたとは言いがたい。この不安定さの次元を考えるときに、当事者研究という実践の意義が生まれると私は思っている。

別の言い方をすれば当事者研究は、運動の中で重視されてきた「自己決定」や「自分を知っている」という状況が可能になるための前提条件にまでさかのぼって、当事者運動の思想を徹底しようとする取り組みといえる。それは当事者研究において、「自分のことは、自分がいちばん〝わかりにくい〟」というリアリティを共有し、「自分のことは自分だけで決めない」という原則が強調されている点からも、うかがい知ることができる。[25]

言葉のユニバーサルデザイン

見えにくい障害を、見える障害に変えていくうえでは、記号や動作、絵や音楽などを含む、広い意味での「言葉」が重要になってくる。このことを説明するために、綾屋の報告を紹介する。綾屋は小さい頃から、理由もわからぬまま、自分の体験が、周囲の人々の体験とずれていることの苦悩を抱えてきた。綾屋はそのときの様子を振り返りながら、以下のように述べている。[26]

二、三歳の時にはすでに、私には自分を取り囲む世界や人々とのつながらなさがあった。(中略)どんなにたくさんの情報を抱えていても、その存在や意味を誰かと共有されない情報は、ないことに等しい。気づいたことや感じていることを話しても「それは考えすぎだ」と受け流され、「あれは何が起きているの」「さっきのはどういう意味?」と訊ねても、

「え、なんのことかわからない」「そんなことあったっけ？」と言われる。その積み重ねにより、意味づけできないほわほわとした情報ばかりが増えていき、身の回りを取り囲んでいくのである。

「誰かとその存在や意味を共有されない情報は、無いことに等しい」という一節は、見えにくい障害を生きることの苦しさを理解するうえで示唆に富む。表現しにくい苦しさを抱えていても、それが周囲の人々と共有されなければ、「思い込みなのだろうか」「自分の甘えなのだろうか」と自信がなくなってしまう。そして、体験を周囲と分かち合ううえで重要なのが「言葉」である。綾屋は、自分の体験に意味を与え、周囲と分かち合うことを可能にする「言語」の力について以下のように述べている[27]。

> 名前がついたモノ、説明をもらえた場所に関しては世界が鮮明になっていくので、家の中、住んでいるアパートの敷地内、商店街などの「いつもの場所」は、モノの輪郭がはっきりとシャープになり、クリアな景色となった。自分と世界との間に「関係」が感じられ、距離感もわかるところは、安心できる場所だった。しかし新しい場所、説明してくれる人がいない世界は、聴覚的にも視覚的にも時間的にも重力的にも、水の中にいるかのようにもやもやとしており、自分と世界との関係も距離もわからず、私自身が果たしてそこにいる

のかどうかもはっきりしないため、とても不安だった。

体験に言葉をあてはめるためには、その体験が、「時間」「場所」「人物」を超えて、何度も繰り返されていなくてはならない。複数の体験に共通するパターンがあるときに初めて、そのパターンに対して、同じ言葉をあてはめることができるからである。こうして、一人の中で同じパターンの体験が繰り返し起きていたり、複数の人物の間で、同じパターンの体験をしていたりすることが確認されたときに、体験に意味と言葉が与えられることになる。

しかし、「時間」「場所」「人物」の異なる複数の体験に、共通するパターンを見出す際、どれくらいパターンが類似していたら「同じ」パターンであるとみなし、どれくらいパターンが異なっていたら「違う」パターンとみなすかという基準は、人によっても、文化によっても異なるだろう。綾屋の場合、小さい頃から周囲の人々と「同じ／違う」の線引きの基準が異なっていると感じることが多かった。[28] この基準がずれてしまうと、相手と自分の体験に共通のパターンを発見しにくくなる。

そもそも、私たちが使う言葉は、多数派がもつ「同じ／違う」の線引きの基準に合わせてデザインされているため、必然的にこの基準が異なる少数派には使いにくいものになる。それはちょうど、公共交通機関や、建物や、道具が、平均的な人々の身体に合わせてしつらえてあるために、身体障害者の多くにとっては使い勝手の悪いデザインになってしまっていることと似ている。バリアフリーやユニバーサルデザインといった実践は、多様な身体特性の持ち主にとって、使い勝手の良いデザインを探究しようという試みだが、同様の実践は、私たちが日々使っている言葉についても試みられてよい。

その意味で、**当事者研究は、少数派同士が、自分の体験の中で繰り返されていたり、互いの体験の中で繰り返されたりしているパターンを発見し、そこに新しい言葉をあてはめていくことで、「言葉のユニバーサルデザイン」を実現する実践**ともいえるだろう。そしてそれこそが、見えにくい障害の「見える化」を可能にすると考えられる。

苦労を取り戻す——公的空間の重要性

当事者運動が見逃したものは、「見えにくい障害」だけではない。特に一九八〇年代以降の当事者運動は、生産者（そこには医療サービスを生産する医療者も含まれる）に対して、自らを消費者として位置づけ、当事者に合った財やサービスの提供を訴えるという方向性を打ち出してきた[29]。しかし、そうした要求が実現し、支援が制度化されてくると、当事者は日常生活の中で苦労を感じにくくなり、社会に対して異議申し立てをしようという政治性・運動性が失われていった。また、当事者同士で連帯をする動機も薄くなっていった。

結果として当事者同士が分断され、孤立した当事者が半径数メートルの制度化された支援に囲い込まれると、残されるのは見通しの悪い受動的な消費者の立ち位置だけになる。他者との比較によって初めて意識化される不便さを感じることもなく、制度化された支援に管理された受動的な消費者は、必ずしも苦労や知識や連帯を取り戻そうという動機をもたない。これでは、住む場所が施設から地域に移ったといっても、管理されている状況に変わりがなくなってしまう。

すでに述べたように、べてるの家では、苦労に直面するや否や、強い薬を処方され病院に隔離されるという精神科医療のありように挑戦してきた。[30]したがって当事者研究の第一のステップは「苦労を取り戻す」作業になる。

べてるの家で「苦労を取り戻す」ための手段としてこだわってきたのが、「商売をすること」だった。ただしここでいう商売へのこだわりは、自活へのこだわりとは異なる。両者の違いを区別するうえで、政治哲学者ハンナ・アーレントの『人間の条件』を参照するとよいかもしれない。

アーレントは人間の活動力を、労働、仕事、活動の三つに区別したうえで、後二者を他の動物にはない人間の条件と考えた。一つ目の労働とは、肉体の生物学的過程を維持するために自然環境に働きかけ、最低限必要なものを作って消費する活動力である。そして二つ目の仕事とは、命がつきても後世に残るような耐久性をもつ人工物を作り出す活動力のことだ。最後に三つ目の活動とは、物質の介入なしに、互いに異なる人と人との間で行われる、言葉と行為のやりとりを意味する。アーレントは、三つ目の活動を通じて、人は世界の客観的実在性と、自分自身の唯一無二の個別性を確認するのだと主張した。これは先述した、綾屋の当事者研究とも響き合うものといえるだろう。

アーレントは、労働の領域を「私的空間（あるいはオイコス＝経済の領域）」と呼び、そこでは一人ひとりが異なる個性をもった存在としてではなく、カテゴリー化された人間として扱われると考えた。一方で、活動の領域を「公的空間（あるいはポリス＝政治の領域）」と呼び、言葉を介して一人ひとりの個性と世界の実在性があらわになる「現れの空間」と捉えた。さらにアーレントは、近代的な福祉国家が、公的空間を追いやり、すべてを私的空間に塗り替えてしまったと嘆いているのである。この嘆きは、当事者運動の成果が制度化されるにしたがって、当事者が、何不自由のないアパートの中で、必要最低限の生活のみを保障される私的空間に囲い込まれていく状況を彷彿《ほうふつ》とさせるものだ。

「三度の飯よりミーティング」「手を動かすより口を動かせ」といったべてるの家のスローガンは、べてるの家における商売へのこだわりが、活動のレベルに重きを置いており、労働のレベルに重きを置く自活へのこだわりとは異なることを示唆している。べてるの家における商売は、一九八三年の日高昆布袋詰めの下請けから始まり、昆布加工食品の製造・販売、DVDや書籍の執筆・販売など、幅広く展開されてきた。こうした取り組みは、その後の当事者研究の下地を用意することになった。一九九〇年頃、地域コーディネーターの清水義晴に教えられた「一人一研究」という考え方が取り入れられ、販売方法や新製品の開発などに「研究」的なアプローチが広まっていったのである。

消費者としてではなく、（個と世界の）生産者として自己定義することの重要性は、当事者運動では必ずしも強調されてこなかった。新しい当事者概念を打ち出している。それは、苦労を少しでも小さくすることが至上命題となる消費や労働の領域に閉じこもるのではなく、避けようのない苦労を引き受けながら、人類共通の財産（知恵や方法）を生み出し、他者とつながり続ける、仕事や活動の領域に開かれることの重要性を意味しているともいえるだろう。

政治性や運動性を維持するうえでも、当事者は消費や労働といった私的空間に囲い込まれるのではなく、活動を行う公的空間を必要とする。**当事者研究は公的空間を提供することで、制度化以降の運動の政治性を担保しうるのである。**

1-4　依存症自助グループ

――言葉で公的空間を立ち上げる場所

次に、当事者研究の二つ目の源流である依存症自助グループの歴史と、そこで置き去りにされた当事者に目を向けることにしよう。

アルコール依存症の自助グループであるアルコホリクス・アノニマス（ＡＡ）の公式ホームページ[31]によると、ＡＡは、一九二〇～三〇年代に欧米で広まっていたオックスフォード・グループによるキリスト教的宗教運動に起源がある。この運動の創始者は、アメリカのルター派教会の牧師ブックマン(一八七八〜一九六一)で、彼は宗教的低迷からイギリスのケズウィック・コンベンションに出席し、そこで霊的覚醒を与えられ、アメリカの諸大学やイギリスのケンブリッジやオックスフォードの学生たちに伝道していった。オックスフォード・グループのメンバーが行った自己改善の方式は、棚卸《たなおろ》しを行い、過ちを認め、償いをし、祈りと瞑想《めいそう》を使い、他の人に自分の回復の経験談(メッセージ)を伝えるというものだった。

一方、一九三〇年代初頭、アメリカのロードアイランド州に住む富豪ローランド・Hは、自分のアルコール依存症を何とかしてもらおうと、高名なスイスの精神分析医カール・ユングを訪ねた。ユングは、ローランドの診察をし、医学的には改善が絶望的だけれども、霊的な経験を通してのみ救済が得られるだろうと判断して、オックスフォード・グループに彼を紹介した。

ここでいう「霊的な経験を通じた救済」というユングの見立てについては、宗教的ニュアンスを取り除いた言い換えが必要だろう。その解説を試みるために、長年依存症臨床の一線で活躍する精神科医、斎藤学による依存症のメカニズムに関する解説[32]を参照する。

斎藤によれば、絶対的な価値を与えてくれる宗教の力が弱まった近代の市民たちは、「老若男女を問わず自らの価値に懐疑的になっていて、他者の承認や拍手ばかり求めて」おり、「拍手をもらうためなら、かなり危険で無理なことまでやってのける」という。宗教に頼らず、コミットすべき価値を自ら選び取らなくてはならないという近代の規範は、すべての人間にとって荷が重いものであり、神の代わりに他者からの評価に縛られ、他者に評価されるよう強い意志で自分に鞭《むち》を打ち続けるという個を生み出した。

斎藤によれば、他者の評価ばかり気にしていると、自らの中に自己を承認し、愛する部分が育たず、その帰結として、思いどおりに動かない自己に対して「意志の力」という鞭を当て続け、その痛みが「耐えがたい寂しさ」として感じられ、さらに寂しさは「感情鈍麻《どんま》という心的防衛を経て、退屈感へと移行」する。寂しくて退屈な人は、愛されたい対象の安全な代替物として、自分を拒絶しないであろう食物やアルコールなどの嗜癖《しへき》対象を選ぶようになる。そうした状態こそが依存症である。

斎藤によると、依存症の自助グループで強調されてきた「霊性」とは、「その人が自己の生き方や命をどのように見ているかという考え方なり、自己を囲む世界の認識の仕方なり」を指している。自己や世界に関する「知」と、人生に意味と指針を与える「価値」と言い換えてもよいだろう。それはまたアーレントが、近代以降失われつつあると危惧した、言葉を介して一人ひとりの個性と世界の実在性があらわになる「現れの空間」としての公的空間とも重なるかもしれない。霊的な経験を通じた救済とは、近代によって相対化され続けることになった知と価値を、個人と個人との間の活動のレベルで再構築する過程とも解釈できよう。

さて、ユングからオックスフォード・グループを紹介されたローランドは、その後、バーモント州に住むエドウィン・Tという仲間をオックスフォード・グループに紹介し、この二人とその他数名で、オックスフォード・グループの原則を実践することにより、ついに飲酒をやめ続けることが可能になった。その当時、ローランドやエドウィンらのグループは、「オックスフォード・グループのアルコール依存症部隊」と呼ばれていた。

エドウィンの学生時代の飲み仲間の一人が、のちにAAの創設者の一人となるビル・Wだった。エドウィンはメッセージを運ぶために、ニューヨークのブルックリンにあるビルの自宅を訪ねたのである。かつてビルは、株式仲買人としての成功と権力を手にしたウォール街の寵児《ちょうじ》だったが、慢性的なアルコール中毒によってそのキャリアを台無しにされていた。三九歳を目前にして、ビルは自分の問題が、絶望的で、進行性で、かつ不可逆的なものであることに気づき始めていた。ビルはマンハッタンのタウンズ病院で治療を続けていたが、飲酒は続いていた。

ビルは最初、エドウィン自身の回復の物語や、オックスフォード・グループの考え方に対して懐疑的だった。しかし一九三四年一二月に、再び治療のためにタウンズ病院に入院したとき、ビルは、これまで経験したことのないような強い霊的な体験をした。彼はうつと絶望から解放され、自由と平和の感覚を得て、それ以来、飲酒も止まった。その後、ビルと妻のロイスは、オックスフォード・グループに参加し、夫婦でマンハッタンのカルバリー聖公会の裏にあるカルバリーハウスで行われていたミーティングに出席し始める。ビルは、三人以上のグループで経験を語り合って共有するのではなく、一対一の二人きりで経験を語り合って行う共有や指導を強調する、カリスマ的なサミュエル・シューメーカー牧師に強い影響を受けた。

一九三五年、短期雇用の機会を得たビルは、オハイオ州アクロンに行く。ホテルのロビーで、バーに入る衝動に襲われたビルは、話ができる依存症の仲間を紹介してもらおうと、ロビーの壁に案内が掲示してあった教会に連絡を取った。電話を取った聖公会のウォルター・タンクス牧師は、オックスフォード・グループのメンバーだったヘンリエッタ・サイバーリンを紹介した。サイバーリンは、グッドイヤーラバー社の創業者の義理の娘で、当時、アクロンの著名な外科医ロバート医師(アノニマスネームはボブ医師)の飲酒を止めようと二年間悪戦苦闘していた。サイバーリンはビルを自宅に誘い、ボブ医師の奮闘の様子を伝えて、翌日の一九三五年五月一二日に二人の面談をセッティングした。ビルは自分の物語を話し、それに触発されてボブ医師も自分の経験を語った。数時間の面談が終わった後、ボブ医師は依存症者同士が話すことで、いかに霊的なサポートが得られるかを悟ったという。

ボブ医師が最後に飲酒した一九三五年六月一〇日は、ＡＡの創立記念日として今でも祝われている。ボブとビルは、アルコール依存症への最良のアプローチと、かじ取りがまずいグループ運営の特徴について、何時間も議論を重ねた。そして、一生続く飲酒との格闘として取り組むのではなく、今日一日を飲まずに過ごす、という方針が重要であるということに思い至る。

二〇〇八年に公刊されたＡＡメンバー有志による調査によれば[33]、一九三七年一〇月にアクロンで、ビルとボブは、その時点でのメンバー数についてお互いのメモを見比べ、四〇人以上のアルコール依存症者が飲酒をやめており、そのうち二〇人は一年以上経過していたという事実を確認し、手ごたえを得る。しかもその全員が、以前は回復が絶望的だと診断された人たちだったと語り継がれている。

やがてアクロンやニューヨークから離れたところにいる人たちのために、彼らは自分たちの試みを紹介する本を作ろうと計画し始めた。その結果、出来上がった本が、現在でも使われている、ＡＡの『ビッグブック』である。その後ビルは『12のステップと12の伝統』[34]を書いた。その甲斐もあり、一九三五年には二人のメンバーと二つのグループしかなかったＡＡは、その後、世界約一五〇か国、約一〇万のグループ、約二〇〇万名のメンバーにもなる国際的な共同体となった。しかし、匿名性を維持するために名簿が作れないなど、正確な規模を測定することは困難である。

1-5　依存症自助グループが見逃したもの
――私的空間の重要性と薬物依存症者

日本にＡＡを紹介したのは、アメリカ出身のジャン・ミニー神父である。彼は京都大学で英語の講師をしていたが、飲酒が酷くなって様々なトラブルを起こし、アメリカに帰らざるを得なくなった。そして帰国後、アメリカのＡＡで回復することができた。

ミニー神父にとって日本は「古戦場」(ＡＡメンバーの間で使われる用語で、かつて飲酒をしてトラブルを起こしていた場所のことを意味する）なので、二度と日本には行きたくないと思っていた。しかし、教会の仕事として日本に行く必要があった。また自身の回復という意味でも、12ステップのうち、ステップ8とステップ9で要求される、迷惑をかけた人々への埋め合わせを行う必要があり、もう一度日本を訪れることになった。

ところが、ミニー神父が戻ってきた当時、日本にはまだＡＡがなかった。そこで、精神病院や断酒会を巡ってアルコール依存症の仲間を紹介してもらい、ミーティングを始めた。これが日本のＡＡの始まりとなる。

私的空間の重要性

ＡＡとは別に彼は、一九七五年四月にアルコール依存症者向けの宿泊施設「メリノールレジデンス」を開設する。しかし三年後に閉鎖になり、あらためて一九七八年六月、東京都荒川区日暮里に、日本で初めて12ステッププログラムを使って依存症者の回復と成長をサポートする、アルコール等依存症者リハビリテーションデイケア施設「みのわマック」を発足させた。マックは、Maryknoll Alcohol Center の頭文字をとった名前である。

みのわマック発足時、ミニー神父は東京の山谷地区で生活するアルコール依存症者を対象に考えていた。秋元恵一郎氏（東京ダルクサービス管理責任者、精神保健福祉士）によれば、その理由に関して「日本のアルコール依存症者が置かれている状況をみると、仕事と家族を持っている人たちには、すでに断酒会という回復の場があるが、社会的地位を失った依存症者に手を差しのべる人はいない」という主旨の文章(35)を、ミニー神父は書き残しているという。仕事や家族をもつ依存症者は、断酒会やAAの場さえあれば回復が目指せるかもしれないが、そうした基盤をもたない当事者にとっては、AAに参加する前提条件として、生活を支える場となる施設が必要だったのである。

再びアーレントになぞらえるなら、安定した私的空間が得られている当事者にとっては、断酒会やAAという公的空間さえあれば十分だったかもしれないが、山谷に住む依存症者たちは、まずもって消費や労働のレベルにおける生の危うさに直面していたのである。したがって彼らの支援には、〈施設〉という私的空間と、〈AA〉という公的空間の両方が必要だったということができるかもしれない。

その後、マックとAAは車の両輪のようにして、大阪、札幌、横浜など、全国に広がっていく。初期のAAのオフィスはマックに間借りしていた。しかし「12の伝統」によると、AAが特定の施設や団体と特別な関係をもつことは良くないとされている。そこでAAメンバーたちは一九八一年一〇月に、マンションの一室を借りてJSO（AA日本ゼネラルサービスオフィス）というオフィスを立ち上げた。ある時期までAA独立派のメンバーは、マックの影響を排除するのに懸命だったようで、マックの書籍ばかりではなく、マックのチラシをAAミーティング内で配ることを禁じたり、その施設内のことについて明示的に話すことを諫《いさ》めたりする雰囲気を作っていた。

「12の伝統」に基づいて、生活の場であるマックと、ミーティングの場であるＡＡを混ぜるべきではないという主張が、おもにＡＡの側から申し立てられたことも、アーレントの議論と重なる。しかしこのことから推測するに、社会的威信の高いアルコール依存症者を中心に展開してきたアノニマス・ミーティングしか存在しなかったら、純化した12ステップの形式を重んじ、私的空間の混沌を排除してしまうことで、生存基盤や社会関係資本といった資源をもたない当事者を、知らず知らずのうちに排除する可能性をもたらしただろう。

薬物依存症者

純化した公的空間としてのＡＡに置き去りにされがちな当事者は、私的空間を保障されていないアルコール依存症者であり、彼らを包摂したのがマックだったことを見てきた。一方で、アルコール以外の薬物依存症者もまた、ＡＡから置き去りにされがちな当事者だった。

「12の伝統」における四番目の伝統に基づき、ＡＡミーティングにアルコール以外の依存症者の参加を許可するかどうかについては、それぞれのＡＡグループの自治に任されていた。一九三〇年代中頃にＡＡから派生し、一九五三年にジェームズ・キノンが共同設立者となってカリフォルニア州で設立されたのが、薬物依存症者によるアノニマス・ミーティングであるナルコティクス・アノニマス(Narcotics Anonymous: ＮＡ)である。創設メンバーはほとんどがＡＡ

からの移行者で、当初はＡＡ／ＮＡと名乗っていたが、一九五三年九月一四日、ＡＡの名称を使わないことを条件としてＮＡが12ステップと12の伝統を使うことをＡＡが承認し、名称もＮＡとなった。

ＮＡの初期グループは社会からのスティグマもあり、ミーティング会場を見つけるのが難しく、警察に摘発されないようにメンバーが会場周辺を見回りしなければならないこともあったという。一方で、多くのＮＡグループは12の伝統に厳格に従わず、一九五〇年代後半にはＮＡミーティングが開催できない状態に陥った。そこでキノンたちは、12の伝統により厳格に従うことでＮＡの再構築に乗り出した。

一九六〇年代になると、再びＮＡミーティングが開かれるようになり、その後、徐々に拡大していった。一九六二年には『ホワイト・ブックレット』が刊行され、ＮＡミーティングの指針になるとともに、後に続くすべてのＮＡ刊行物の基礎となる。『ホワイト・ブックレット』は一九六六年に『ホワイトブック』として復刊され、多くの依存症者の証言も掲載された。一九七〇年代は、ＮＡの歴史において急成長の時代となった。一九七〇年の時点でミーティングを毎週開催できていたのは二〇か所に過ぎず、それらはすべてアメリカ国内にあったが、二年のうちにドイツ、オーストラリアおよびバミューダを含む七〇か所にまで増加した。一九七六年までには、定例ミーティングは世界二〇〇か所となる[36]。

日本でＮＡが始まったのは一九八一年である。二〇一五年に日本ＮＡは、二〇二〇年に向けて、四〇年間の歴史を整理することを目的に歴史部会を設置した。この部会でインタビューや資料の調査を行っている、東京ダルクの秋元恵一郎氏へのインタビューをもとに、以下、日本におけるNAの歴史について簡単に紹介しよう。

日本のNAもまた、AAミーティングで回復した薬物依存症のメンバーが立ち上げた。創設者のK氏はすでに他界しており、秋元氏は、遺された書き物を調べたり、遺族へのインタビューを行ったりしている。秋元氏によれば、日本のNAを立ち上げたK氏は、医薬品に詳しい人だった。一九八〇年前後の日本では、医療従事者を中心に処方薬依存が少なからず起きていた。当時のK氏も、処方薬依存がどうにもならなくなって治療のために病院に入院したところ、そこにAAのメンバーがメッセージを届けに来たという。それがきっかけでK氏は、一九七〇年代後半にマックに入所し、AAミーティングに通い始めた。

しかし間もなく、アルコール依存症者の回復にとって必要なものと、薬物依存症者の回復にとって必要なものとの違いに気がつくようになる。インタビューの中で秋元氏はその違いについて、以下のように述べている。

多分アメリカでも日本でも同じような状況だと思うんですけど、アルコールの人たちはみんなまじめに社会生活を送りながら、本当に酒がコントロールできなくなったっていうところまで追いつめられてようやく、自助グループに落っこちてくるのです。かたや、薬物っていうのはもう、ほとんどが一〇代や二〇代前半、社会生活が始まる前から使い始めていて、社会生活しないうちに、もうつぶれてきて、刑務所行っただ、病院行っただって繰り返しているうちに自助グループにたどりついた人たちです。コントロール不能という根っこは同じなんですけど、生きてきた世界がやっぱり違うんですね。

ＡＡのプログラムは本当にアルコールに特化してるんですよ。薬物のプログラムはもうちょっと多様性があるっていうか、もうちょっとキャパが広いっていうか、どっちかっていうと広く浅くっていうのはいえるかな。だから本当に12ステップを極めたい人は、ＮＡメンバーになっても、ＡＡに行ったりする人いるの。

もちろん依存症っていう部分では、がっちりとタッグを組めるんですけれど、それ以外の部分では、ちょっと考え方が違ってきちゃったりっていうのはあって、だからアメリカでも日本でも、ＡＡの中でよくなった人が、ＡＡのフェローシップには感謝しつつも、やはり薬物独自のプログラムを作った。

（二〇一六年二月一九日に行った東京ダルク秋元氏へのインタビューより）

こうして、マックやＡＡから暖簾《のれん》分けするような形で、一九八一年頃、日本のＮＡが始まった。初期の頃、東京で行われていたＮＡのメンバーは、一年目で一〇人ぐらいだった。そのうち、半分は処方薬や鎮痛剤といった合法な薬物への依存で、残り半分が覚せい剤やシンナーといった違法薬物への依存だったという。

その頃、のちに「ダルク（Drug Addiction Rehabilitation Center：ＤＡＲＣ）」という薬物依存症向けの施設を作ることになる近藤恒夫氏とロイ・アッセンハイマー神父の二人は北海道にいた。近藤氏は一九七〇年代後半に違法薬物使用の裁判で執行猶予となり、治療のために病院に入院した。そこにメリノール宣教会の宣教師であるロイ神父がメッセージを届けに来たのが、二人の出会いのきっかけである。ミニー神父と似ているが、ロイ神父も宣教のかたわら日本でアルコールと薬物の依存症になっていた。当時、ＮＡは東京でしか行われていなかったので、ロイ神父はいろいろな病院を回りながら、ＡＡミーティングに通っていた。ロイ神父は札幌マックとＡＡの立ち上げを手伝っていて、近藤氏をマックに紹介した。しかし、Ｋ氏同様、近藤氏もまた、ＡＡグループの中で疎外感を感じたという。

ロイ神父と近藤氏はしばらくの間、札幌で一緒に活動をしていたが、一九八二年にみのわマックから声をかけられ上京する。近藤氏は、一九八一年にＫ氏が設立したＮＡにも通い始める。そこで初めて、Ｋ氏と近藤氏は出会うことになる。東京に来たばかりの頃、ＮＡは週二〜三回くらいの頻度でしか開催されていなかったため、近藤氏とロイ神父はＡＡを中心に通っていた。当時みのわマックでは、近藤氏以外にも薬物依存症者を何人も受け入れていたが、受け入れるたびに大暴れしたり、警察に逮捕されたり、自殺したりするため、マックのスタッフは薬物依存症メンバーの扱いに手を焼いていたという。徐々にマックの中でも薬物依存症者は厄介者扱いされるようになっていった。ついにはミニー神父含め、周りにいたアルコール依存症者のスタッフたちも、薬物依存症者の回復が信じられなくなってきた。近藤氏自身も、マックのスタッフから「私はもう薬物の回復は信じません」と言われたこともあったという。それがきっかけで一九八五年の六月に、近藤氏はダルクを設立した。

ＡＡとマックの関係と同様、ＮＡとダルクとの間にも、相互補完的でありながら、緊張感のある関係があるという。それはおそらく、純粋な公的空間を追求する前者と、それを支える私的空間を「施設」という形で提供する後者との間に生じる、必然的で相補的な緊張関係だと考えられる。

以上みてきたように、依存症のアノニマス・ミーティングは、自らが従うべき価値を立ち上げ(ニーズの自覚を含む)、強い意志の力でその価値に基づく自己コントロールをする(自己決定)ことが強制された、近代に生きる人々の苦悩に対して、霊的な回復(recovery)を与えようとする実践である。そこでいう霊的な回復とは、特定の宗教的な含意をもつものではない。現れの空間で、いったん、凝り固まった価値観や意志への過信を放棄し、これまでの経験や思いを仲間と正直に語り合い、償える罪は償い、他の仲間にも希望のメッセージを届けることを通じて、もう一度自己や世界に関する「知」と、人生に意味と指針を与える「価値」を立ち上げ直す自己発見(discovery)のプロセスを意味する。これは、近代国家が公的空間を追いやり、すべてを私的空間に塗り替えてしまったと嘆くアーレントの問題意識に対する一つの処方箋であり、近代の中に生きながらにして、公的空間を立ち上げる具体的な方法を提示しているということができるかもしれない。

しかし一方で、アノニマス・ミーティングがこれほどまでに広まった背景には、国際的に組織化されたキリスト教ネットワークの存在や、ボブやビルなど、社会的威信のあるアルコール依存症者が活動をリードしてきたという事情もあっただろう。ＡＡが、比較的に社会経済的状況の安定した依存症者を中心にプログラムを組んできたせいもあってか、やがてＡＡでは十分に救いきれない薬物依存症者や山谷地区の依存症者の存在が顕在化してきた。こうした事情もあって、彼らを支える、マックやダルクといった生活の場を提供する施設(私的空間)が現れてきたといえるだろう。公的空間であるＡＡやＮＡと、私的空間であるマックやダルクは、緊張感をもちながらも相互補完的に展開してきたといえる。先述のように、ＡＡやＳＡがべてるの家に定着していった背景にも、マックやダルクに相当するしっかりとした私的空間が、すでにべてるの家には存在していたという点も、見逃すわけにはいかない。

以上、当事者研究の源流に位置する二つの当事者活動——当事者運動と依存症自助グループ——の歴史を概観してきた。公的空間の重要性を過小評価した当事者運動が置き去りにしがちだったのは、自己の固有性と世界の実在性を立ち上げる必要のあった見えにくい障害をもつ当事者や、制度に囲い込まれ政治性を失った消費者としての役割に囲い込まれた当事者だった。

一九八〇年代の浦河の精神障害者たちは、まさにそういう状況に置かれた当事者だったといえる。一方、私的空間の重要性を過小評価した依存症自助グループが置き去りにしがちだったのは、依存症にとどまらず、貧困や違法薬物依存による刑務所処遇など、重複的な社会的排除にさらされた当事者であった。べてるの家と並び、二〇〇〇年代から当事者研究を精力的に実践してきたダルク女性ハウスのメンバーたちはまさに、依存症に加え、暴力被害や女性差別、貧困や併存疾患など、日常生活の中で重複的な社会的排除に直面している。彼女たちは、依存症自助グループには足りなかった公開性という当事者研究の特徴が、彼女たちを私的空間から排除する社会の変革を実現するうえで不可欠だったと述べている。[37] 二つの当事者活動から置き去りにされたこうした当事者こそが、両者の合流、そして当事者研究の誕生を切実に必要としていたのである。

第2章　回復の再定義——回復とは発見である

当事者運動、依存症自助グループ、そして両者が合流して生まれた当事者研究という三つの当事者活動の関係を詳しく見てきた。これらはいずれも、当事者による、当事者のための自助的な支援実践である。そして、あらゆる支援実践は明示的、あるいは暗黙裡に、「このような状態が良い状態である」という個人や社会の理想像を前提に置いており、その状態を目指して支援を行う目的論的な構造をもっている。それはいわば、個人や社会の「回復」のイメージを、それぞれの実践が内包していると言い換えられる。そしてそうした回復のイメージは、それぞれの実践の可能性と限界の両方を示唆するものでもある。

当事者運動は、医学モデルから社会モデルへの転換によって、回復の再定義を行った。回復すべきは階段をのぼれない少数派の身体ではなく、エレベーターを設置しない社会環境の側だという大きなパラダイムシフトだった。またアルコホリクス・アノニマス（AA）などの依存症自助グループは、飲酒をやめるという表層的な行動パターンの変化が回復ではなく、アノニマス・ミーティングという公的空間における自己や世界についての知や価値の共同的な再構築――霊的な回復――こそが目指されるべきものだという転換を打ち立てた。いずれも、専門家が一方的に定義してきた回復を、当事者の視点から再定義したといえるだろう。

では当事者研究においては、どのような回復像が想定されているのだろう。本章ではこの問題に迫ることで、当事者研究の可能性と限界を探ってみようと思う。

2-1 回復アプローチ

社会学者の猪飼周平は、その著書『病院の世紀の理論』の中で、二〇世紀の人々は「病気になった。病院に行った。元通りになった」という「復元の物語」を語り、医療に対して復元を期待する時代の空気を生み出したと述べている。抗生物質や抗精神病薬の発見など、治療医学の権威が卓越していた二〇世紀においては、医師や病院に高い権威が付与されていただけでなく、回復の定義も治療医学の権威によって強い影響を受けていた。ゆえに二〇世紀における回復は、治療医学的な意味において病気でないことを意味し、その手段も医学的治療であるということが前提とされていたのである。しかし二一世紀になると、復元できない病気を抱える高齢者の大集団が形成された[1]。

そのような中で回復の定義も、治療不可能であっても健やかに生活することへと変化していったのである。これは、医師によってパターナリスティックに定義される回復から、QOL(Quality of Life: 生活の質)やPRO(Patient-Reported Outcomes: 患者報告アウトカム)など、支援者と当事者の討議によって民主的に定義される回復への移行を意味する。

「どのような状態が望ましい状態なのか」「サービスは何を目標に置くのか」という問題に対する答えは、突きつめればエビデンス(科学的根拠)ではなく価値観に基づいている。精神保健サービスの領域では、これまで、製薬産業、医療テクノロジー産業、学術界が新しい研究や治療法開発において先導的な役割を果たしてきたが、彼らの優先順位は必ずしも、当事者の優先順位と同じではない。その結果、当事者の満足度のみならず、経済合理性の観点からも、潜在的に有益な研究領域の多くが無視されることになる。

近年、精神障害当事者の価値観を基軸にしながら形成された支援や治療の過程をリカバリー(あるいは主観的リカバリー)と呼び、リカバリーを重視して行われる支援実践はリカバリー・アプローチといわれるようになった。本書では以降、リカバリーの意味で**回復**、リカバリー・アプローチの意味で**回復アプローチ**という言葉を使うことにする。いうなれば回復アプローチは、精神障害当事者の参画による回復定義の民主化と、それに基づく精神保健サービスの転換を意味する。これは、精神疾患をもつ当事者の手記の公開を機に、一九八〇年代あたりからアメリカで普及した概念である。[2] 回復概念には多様な解釈があるものの、結果ではなくプロセスを示し、その焦点は「人生の新しい意味と目的」の創造[3]にあるという点は共通している。回復アプ

ローチは、一九九〇年代後半以降に生じたメンタルヘルス領域におけるパラダイムシフトを象徴する概念といわれている。(4)

日本の当事者研究もまた、国際的な回復アプローチへのパラダイムシフトとおおまかには同じ方向を向いている。その一方で、日本の当事者研究の実践の中では、「当事者に聞けば、当事者視点の回復がわかるというほど簡単ではない」ともいわれてきた。なぜなら、当事者の多くは多数派向けにデザインされた価値観に包囲されており、たいていの場合、そこで社会に適応しようと努力を強いられているからである。

実際、ダルク女性ハウス代表の上岡陽江氏の私信によれば、グループにやってきたばかりのビギナーが思い描く回復のイメージは、「フルタイムで働ける」「恋人や家族ができる」「薬物やアルコールが止められる」「自らの意志で自分をコントロールする」「苦痛が完全になくなる」「寂しくなくなる」「強迫症状がなくなる」「疎外感がなくなる」など、多数派が想像するような回復のイメージをなぞっていることが多い。しかし、ミーティングなどで仲間と言葉を交わしていくとともに、回復のイメージが徐々に等身大のものへと変わっていくのである。

孤立して多数派に包囲された当事者の思い描く回復像と、仲間との間に何らかの共同性を構築した当事者たちの思い描く回復像は、しばしば異なることがあるという認識は、回復概念を検討するうえでも重要であると思われる。以下では、仲間との共同性という要素を踏まえたうえで、当事者研究における回復像を理論的に考察してみる。

2-2　当事者研究における回復像

私たち人間は、大なり小なり「こうしたい、こうすべき」といった期待や、「こうなるだろう」といった予測をもって生きている。しかし生きていれば、期待外れの出来事（以下、期待誤差と呼ぶことにする）や、予測できない出来事（以下、予測誤差）に直面することになる。こうした、予期（期待と予測を合わせてこう呼ぶことにする）を逸脱した出来事に直面する状況を、社会モデルの用語を用いて「障害（disability）」と呼ぶことにしよう。

期待と予測との関係は多少入り組んでいる。身体は自らの恒常性を維持するため、「血糖値を一定の範囲内に維持したい」「酸素飽和度を維持したい」など、いくつかの生得的な期待をもっている。こうした生得的な期待と、現実（身体や環境）との間に期待誤差が生じ、じっとしていてもそれが埋められないときに、身体は探索的に行動を開始する。その過程で、行動に伴って様々な情報が入力されてくる。その感覚運動的な情報はいったん神経系に記録される。探索行動を何度も繰り返すうちに、やがて「泣く（行動）→養育者が来る（感覚）→ミルクを与えてくれる（感覚）→飲む（行動）→血糖値が上昇（感覚）」といった、期待の実現に寄与する出来事の時系列パターンが予測的な知識として抽出されるようになる。つまり、期待（誤差）が動因となって予測が学習されるのである。

他方で、右のような予測が得られるようになると、「適切な血糖値を維持したい」という生得的な期待だけでなく、「ミルク」「養育者」といった対象にも期待を寄せるようになっていく。予測が獲得されることによって、後天的な期待が重層化していくのである。

要約すると、期待と予測は探索行動を媒介にして互いに相手を芳醇《ほうじゅん》化させる（**図1**）。

先ほど定義したように、障害とは、予期と現実との間に生じた誤差（期待誤差や予測誤差）のことであり、図1右側の「〈生得的な期待〉と〈後天的な期待〉の間」「〈後天的な期待〉と〈予測（知識）〉の間」「〈予測（知識）〉と〈身体（現実）〉の間」の三か所に発生しうるものと考えられる。[5] ゆえに障害を減らすための方法には、「現実を変えて予期に近づける」か「予期を変えて現実に近づける」かの二通りがありえる（後者を「研究戦略」と呼ぶことにする）。

さらに前者は、「現実」というものを自己の「（物理的）身体」と周囲の「（物理的）環境」とに二分することで、「身体を変えて予期に近づける方法」（以下、「治療戦略」）と、「環境を変えて予期に近づける方法」（以下、「運動戦略」）とに分けることができる。

このような**「研究戦略」「治療戦略」「運動戦略」という三つの組み合わせによって、障害は「予期の更新」「身体の更新」「環境の更新」を伴いつつ最小化されていく**ことになる。

ただしここで、先ほど触れた共同性の要素を考慮に入れなくてはならない。障害を最小化しようとする過程は、個々の人々がそれぞれ別個に行うものではない。少なくとも生まれたばかりの弱い身体は、生きるために他の身体の助けを必要とする。複数の人々が共生する場では、

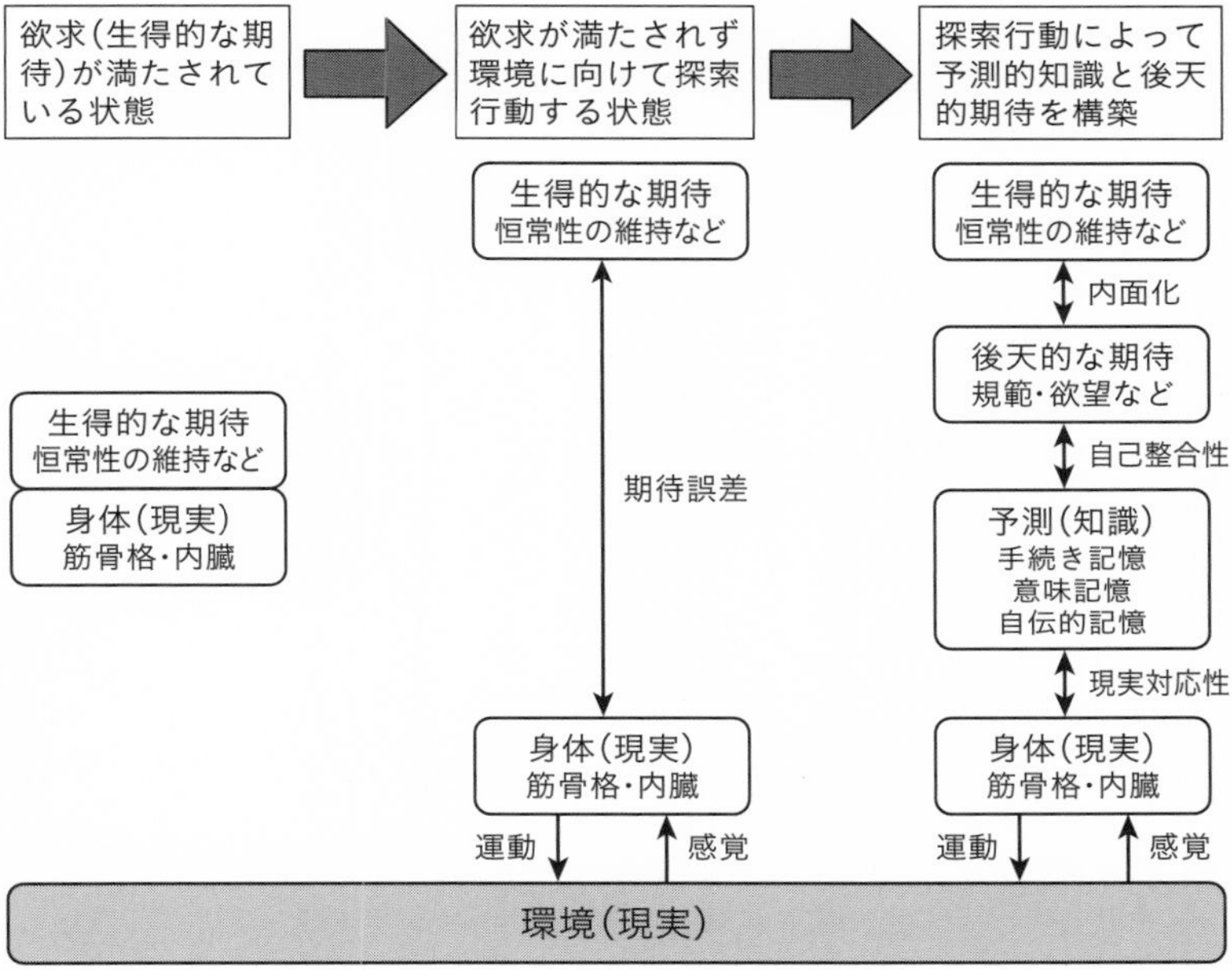

図1　期待誤差を動因とする探索行動が予期を芳醇化する過程

ある予期をもった人にとって、別の予期をもった他者の動きは、期待外れだったり想定外だったりと、誤差をはらんだ環境になる(たとえば異なる文化圏の他者の動きに驚かされる状況を想像してみよう)。さらに公共的な環境は、自分一人にとって都合のいいように更新してよいわけではない。したがって、複数の人々が互いにとっての障害をなるべく小さくするような形で共生するためには、環境や予期のデザインをある程度すり合わせなくてはならない。こうして、複数の身体が共有する公共的な環境と、集合的予期(社会規範、客観的知識など)が、個別の生得的期待や身体的特徴に強く規定されつつ構成されることになる[6](**図2**)。

公共的な環境や集合的予期が、生得的期待や身体的特徴に強く規定されているとするといっても、生得的期待や身体には個体差が存在する。したがってすり合わせの過程は多数決的なものになり、おのずと集合的予期は多数派の生得的期待や身体的特徴により強く規定されたものになる。すると、公共的な環境や集合的予期の中では十分に障害(誤差)が最小化しない少数派の生得的期待や身体が、社会の構築と同時に析出することになる。

図3は、少数派の置かれがちな状況を表したもので、白い部分が多数派向けに構築された領域(多数派向けの社会規範、客観的知識、公共的環境)であり、灰色の部分が少数派固有の特徴をもった領域(少数派固有の生得的期待と身体)である。そして、白と灰色が接触する部分で障害(誤差)が発生している。

ここで、図3の白い部分との間に摩擦を起こす、灰色の「少数派固有の生得的期待と身体」

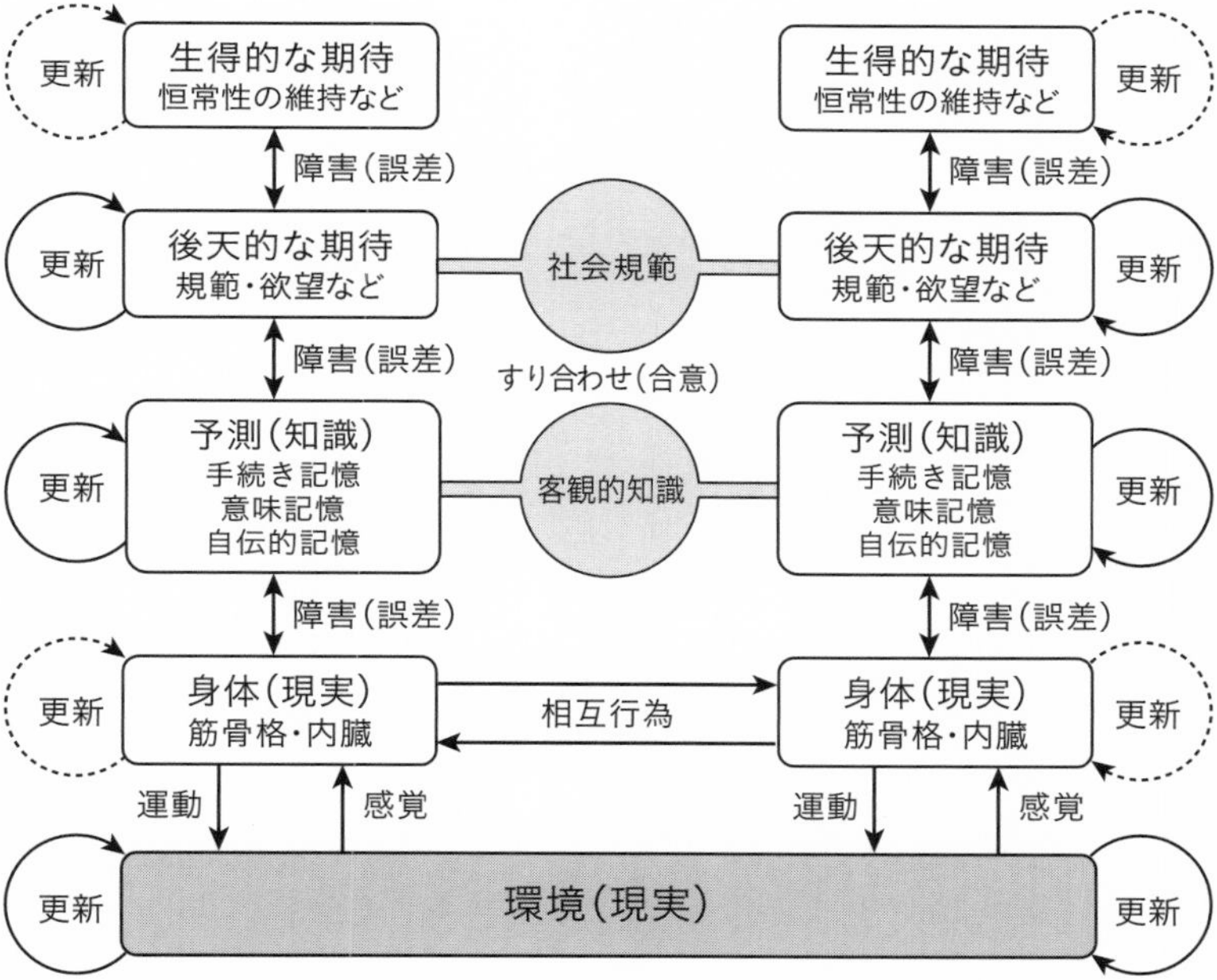

図 2　二人の人間が互いの予期をすり合わせつつ社会規範と客観的知識を生成する過程

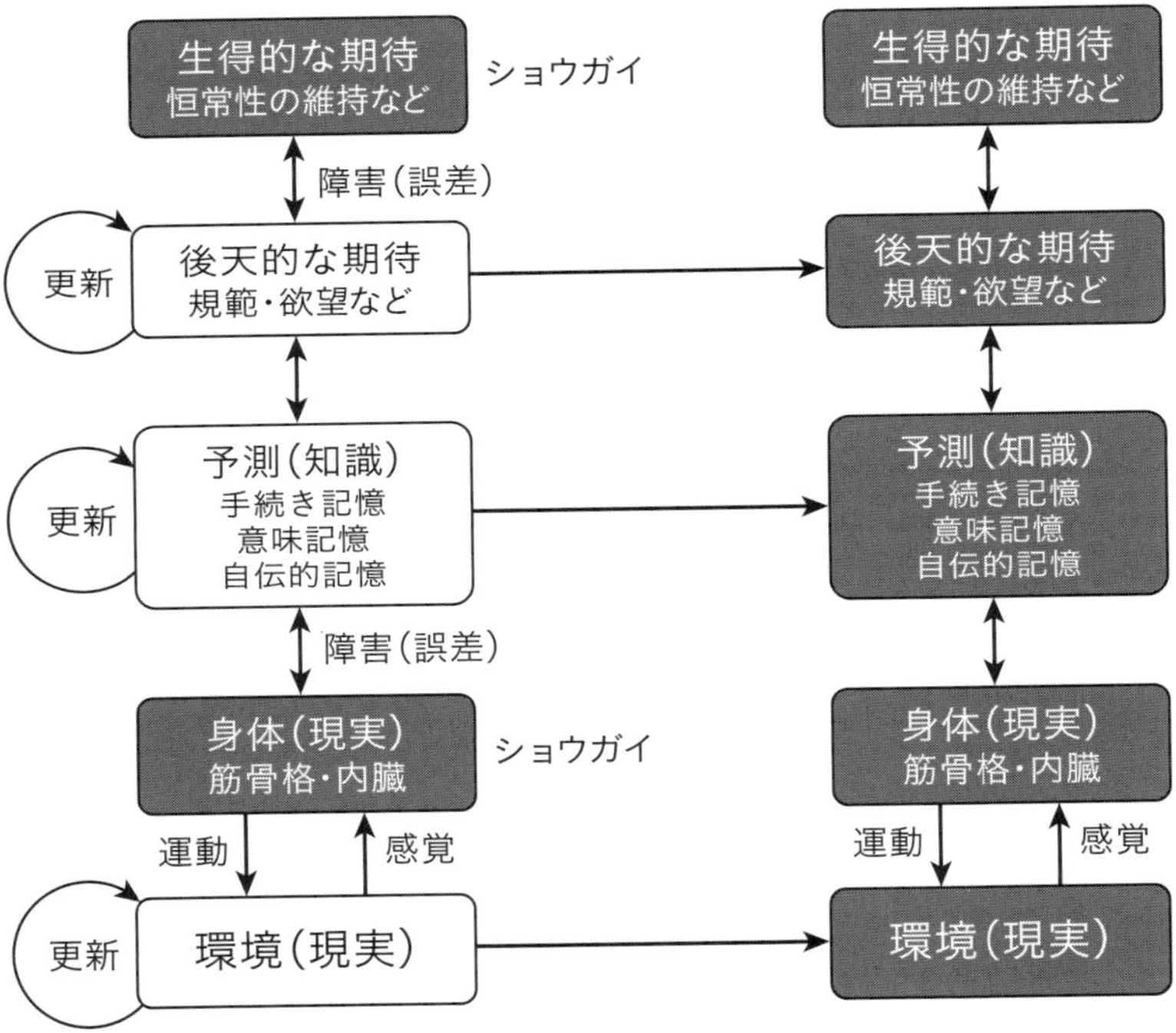

図 3　ショウガイの社会的構築

を、障害(disability)と区別して「ショウガイ(impairment)」と言い分けることにしよう。障害とショウガイの区別もまた、社会モデルの考え方に基づいている。障害は身体に内在せず、予期―身体―環境の「間」に生じるものであるのに対して、ショウガイは身体に内在するものとして事後的に措定されていることに注意してほしい。

当事者研究とは、「生得的な期待」と「身体」を変えようとはせずに、それら固有の特徴をある程度共有する類似した少数派同士が集まって、誤差を縮小するように互いの「後天的な期待」と「予測(知識)」を更新し合い公開する研究戦略に基づく実践ということができる。つまり当事者研究とは、少数派固有の「生得的な期待」や「身体」との間に障害をきたさないようなオルタナティブな社会規範や知識を立ち上げる、社会モデル的な実践である。その意味で、依存症自助グループにおける回復像である、「等身大の自己に基づく価値と知の立ち上げ」は、当事者研究における回復像と近い。

しかし、すでに述べてきたように両者は公開性の有無という点で違いもある。この違いは、オルタナティブな社会規範や知識を立ち上げ直す範囲の違いに反映される。依存症自助グループでは自分たちのローカルな文化圏において規範や知識を立ち上げるものの、グループの活動としては外部に意見をしないことを旨としてきた。それに対して当事者研究では、研究発表という形で外部に対して積極的に語りを公開することで、多数派が構築している社会規範や知識(図3の白い部分)が徐々に変化していくことも視野に入っている。ＡＡだけでは置き去りにされがちな、山谷地区のアルコール依存症者、薬物依存症者や、重複的な社会的排除に直面している女性薬物依存症者などにとって、この違いは重要なものである。当事者が自己責任のもとで、自分の中にある価値観や知識を更新し、「等身大の自己に基づく価値と知の立ち上げ」を行うだけでは、医学モデルに基づく治療戦略に陥ってしまうからである。

一方、当事者運動では社会モデルに基づいて、環境を更新させる運動戦略がとられてきた。しかし、当事者研究が更新しようとする「多数派が作り上げた社会規範や知識」もまた、環境の重要な一部といえる。運動戦略が更新しようとする環境は、実は物理的な環境のみを意味しているのではない。たとえば戦後日本の当事者運動の嚆矢《こうし》ともいえる青い芝の会神奈川県連合会の横塚晃一は、多数派が作り上げた社会規範や価値観を障害者自身が内面化してしまい、健常者に近づこうと願う状況を批判して以下のように述べている。(7)

私達障害者の意識構造は、障害者以外は全て苦しみも悩みもない完全な人間のように錯覚し、健全者を至上目標にするようにできあがっております。つまり健全者は正しくよいものであり、障害者の存在は間違いなのだからたとえ一歩でも健全者に近づきたいというのであります。

横塚は、そのような状況に置かれた障害者たちがそこから抜け出すために必要な運動は、物理的な環境や制度の改善といった領域にとどまるものではなく、少数派がもつ「独特な考え方なり物の見方なり」を集積して、独自の世界をつくり世に問うものでなくてはならないと主張する。横塚はそのような射程で実践される運動を、小説家や彫刻家、絵かきなどの芸術活動になぞらえて以下のように述べてもいる。(8)

私達障害者の間でどうしたら理解して貰えるかとか、そんなことといったら理解して貰えなくなるとかいう言葉をよく聞くのですが、これ程主体性のない生き方があるでしょうか。大体この世において四六時中理解して貰おうと思いながら生きている人がいるでしょうか。小説家にしろ彫刻家あるいは絵かきにしろそれぞれの分野で自分の世界をつくっておりますす。それは理解して貰うというよりもその作品をもって己れを世に問う、あるいは強烈な自己主張をたたきつけるということではないでしょうか。

私達脳性マヒ者には、他の人にない独特のものがあることに気づかなければなりません。そして、その独特な考え方なり物の見方なりを集積してそこに私達の世界をつくり世に問うことができたならば、これこそ本当の自己主張ではないでしょうか。

さらに横塚は、障害者は自分の皮膚の外側に広がる社会環境にのみ志向するのではなく、多数派の「考え方なり物の見方なり」を内面化しがちな自分自身を見つめ続けることもまた、運

動にとって不可欠であることを、以下のように指摘している。(9)

脳性マヒ者としての真の自覚とは、鏡の前に立ち止って(それがどんなに辛くても)自分の姿をはっきりとみつめることであり、次の瞬間再び自分の立場に帰って、社会の偏見・差別と闘うことではないでしょうか。

このように見てみると、少なくとも一九六〇年代から一九七〇年代頃の青い芝の会神奈川県連合会の運動においては、物理的な環境や明文化された法制度だけでなく、多数派が暗黙の裡《うち》に作り上げた社会規範や知識をも更新しようとしていたことがわかる。本書の言葉づかいで言い換えるならば、当時の運動戦略は、研究戦略を包含していたといってもよい。

当初は運動の中に含まれていたはずの研究的要素は、その手法の確立まで至らなかったこともあり、今日の運動に十分受け継がれたとは言いがたい。そのために、1-3節で述べたように置き去りにされがちな「見えにくい障害」のある当事者の問題や、公的空間の不在によって消費や労働の領域に囲い込まれ政治性を失った当事者の問題などが生じているのではないか、というのが筆者の見立てである。その意味で、1-3節でもすでに述べたとおり、当事者研究は、前提条件にまでさかのぼって当事者運動の思想を徹底しようとする取り組みであり、横塚らの思想を継承する具体的な実践ともみなすことができる。

以上の考察を踏まえると、運動戦略と研究戦略の区別も見直しが必要かもしれない。運動戦略が更新を狙う環境の中に、物理的環境に加えて、「多数派が作り上げた社会規範や知識」を含むことで、運動戦略の一部に研究戦略が含まれることになるからである。

以上みてきた、現実(生得的期待・身体・環境)との間に誤差が生じない予期を獲得するという研究戦略の作業は、障害を減らそうとするだけの営みではなく、ある意味では、真理を発見しようとする営みともみなすことができる。なぜなら素朴に考えれば、真理とは現実を言い当てた予期的な知識のことだからである。この意味において当事者研究は、障害(ショウガイではない)を減らすという意味で回復を目指す実践であると同時に、他の研究と同様、何らかの意味における真理を発見しようとする実践とみなすことができる。本章の副タイトルには、「回復とは発見である」という命題的な文が書かれているが、当事者研究が前提とする回復像は、何らかの真理の「発見」なのではないかというのが、本書における一つの大きな主張である。

その一方で、当事者研究を説明するうえで、真理という言葉を使うことには慎重でなくてはならない。なぜなら、「単一の真理が存在し、一部の権威ある人間が正当な手続きを経て初めて、真理に到達できるはずだ」という学問観は今も昔も根強く存在しており、第1章の冒頭でも見てきたように、少数派にとっての現実を、狂気や妄想といった病理として一方的に解釈したり、見て見ぬふりをしたりするということが起きてきたからである。実際、当事者研究だけでなく、女性学などの類似した先行する実践も、こうした真理観や学問観に挑戦してきた。

しかし同時に、当事者研究では、「当事者ならば何をどのように語ってもいい実践」というわけでもなく、ある種の真摯さや誠実さが要求されるということも、押さえておく必要がある。たとえばそれは、「正直な語り」「自分が知らないことを知っている無知の知に自覚的な語り」「たくさんの仲間の語りを十分に聞いたあとの語り」「〈外在化〉という立ち位置から発せられる語り」などと表現されることもあるような、そうした誠実さである。そしてこれらの真摯さや誠実さをより明確に解説するための記述概念として、筆者は、真理という言葉を使うことに一定の意義があるのではないかと考えている。

次節では、正直に語ることの困難が先鋭化する、トラウマや依存症の問題と関連づけつつ、回復と発見を両立させるために当事者研究が従うべき条件を考察する。

2-3 自己の物語の真理性

ここで、「回復とは発見である」という言葉の出典を紹介しよう。二〇〇四年から毎年、当事者研究を実践しているグループや個人が全国から集まって、互いの研究内容や研究方法を紹介しあう「当事者研究全国交流集会」というイベントが行われている。二〇一四年に東京で行われた一一回目の集会には七〇〇名近い参加者があり、活発な研究発表が行われた。この催しには海外からのゲストとして、イタリアの精神科医ロベルト・メッツィーナ氏(トリエステ精神保健局長・WHOメンタルヘルス調査研修コラボセンター長)も参加していた。氏は長年、イタリアのトリエステという町にあるサンジョヴァンニ病院[10]で、脱施設化や、病院に代わるコミュニティ・サービスの発展に尽力してきた人物である。

当事者研究という取り組みに共感を示したメッツィーナ氏は、イベントの終盤で行われた講演の中で、「回復とは発見である(Recovery is Discovery)」という言葉を残した。当事者研究は、それを通じて当事者が「回復」するという側面と、混沌とした経験の中に意味やメカニズム、対処法を「発見」するという側面の二つが、分かちがたく結びついた実践だという点を、鋭く言い当てた言葉といえる。では、そこでいう発見とは何だろうか。

過去の経験を語るという行為

発見とは何かという問題を考えるに先立って、いまだ何かを発見しえない状況について考えるところから始めてみる。ここではダルクの当事者研究の一部[11]を紹介する。

ダルクに通うメンバーの多くは、AAをはじめとした依存症自助グループの中で経験知として受け継がれてきた先述の「12ステップ」と呼ばれるプログラムに沿って回復を目指している。12ステップとは、12段階のワークから構成されるプログラムだが、中でもステップ4を行えるかどうかに大きな壁が待ち受けているという。以下の語りは、ステップ3からステップ4への移行についてのダルクメンバーの語りである。

ステップ3までは、これまでの自分の経験を口で語り、回復への決意をするのがメイン。そこで決意をして、ステップ4からは過去を見て、自分の棚卸しをする。いろんなことを、記憶をたどって書いていく作業。自分の場合は、そのときの自分の年だけルーズリーフを用意して、それぞれの年の出来事を書いていった。記憶のないところは親に聞いたりして書く。それを徹底的にやる。余すところなく徹底的にやる、とワークブックには書いてある。

ところがメンバーの中には、このステップ4に大きなハードルを感じる人がいるという。ステップ3までの時点で、「こういうところにつながって仲間ができてよかった」と述べることができ、「自分はここで生きていく」という決意ができたとしても、記憶がばらばらなので、それ以降ができない人がいる。

このように、依存症者の中には過去の記憶を詳細に思い出しにくいメンバーが一定数いるようだ。語りの中では、ステップ4に取り組む際の工夫として、思い出せる記憶を思い出すままに付箋に書き出し、あとから時系列に並び替えたという経験談もあった。

ここで注目したいのは、当事者にとって自分の過去の経験を正直に語れるようになることが、依存症からの回復にとって一つの重要な要素になっているという点である。とりわけ、以下の語りは依存症からの回復にとって、ステップ4がどのような意義をもちうるかを印象的に示している。

ステップ4で、依存症が問題じゃなかったんだ、その前から自分の人生は問題が山積みだったんだって、気づくんですよね。依存症は、氷山の一角だったんだって。

「依存行動は回復のターゲットではなく、別のところに回復のターゲットがある」という発見[12]が、逆説的にも依存行動からの回復をもたらしうるという点は、発見と回復との関係を考えるうえで重要なものだといえるだろう。一見、回り道に見えるステップ4は、こうした視野狭窄の解除という意義があるのかもしれない。

過去の経験を正直に語ることの困難について考察を加えるために、経験を語るということがどういった行為なのかについて、先行研究を見ておくことにする。

物語における整合性とリアリティの両立

初めての小学校、切羽詰まって行った受験勉強、失恋の痛みなど、私たちの思い出はたくさんのエピソードで出来上がっている。先行研究では、過去に経験した、これらの様々なエピソードの記憶を素材にして組み立てられた自己の物語のデータベース全体のことを「自伝的知識基盤(autobiographical knowledge base)」と呼んできた。自伝的知識基盤は膨大な情報量なので、私たちは一時にその一部しか思い出すことはない。時々刻々、必要に迫られる形で自伝的知識基盤が検索され一部が想起される。こうして想起された自己の物語の内容を「自伝的記憶(autobiographical memory)」という。自伝的知識基盤とは、自分の経験について自分が知っている知識の総体であり、そのうち意識にのぼったものが自伝的記憶である。本書では、自伝的知識基盤と自伝的記憶を合わせて**自己の物語**と呼ぶことにする。当事者研究は、自分固有の経験を素材にして、そこから知識を生み出すところにその特徴があるが、それは言い換えると、自己の物語を構築する営みであるとみなせる。

心理学者のマーティン・A・コンウェイは、自己の物語についてのモデルを提案している。コンウェイによると、自己の物語の構築や想起において見られる一般的な原則は、哲学の中で主張されてきた二つの真理論を用いて説明されるという。一つは、既存の知識体系との内的な整合性が保たれているときに、新規な知識が真理とみなされるという**整合説**であり、もう一つは、新規な知識が事実と対応しているときに真理とみなされるという**対応説**である。[13] 以下ではこの原則についてのコンウェイの解説を簡単に説明しよう。

人間の記憶は保守的な性質をもっている。ゆえに、それぞれの個体がもっている予期を温存できるように、不都合な記憶は書き換えられたり、歪められたり、ときには捏造《ねつぞう》さえされる。自己の物語の構築・想起過程に課されるこの「予期の維持」という条件が**自己整合性**[14]である。

他方、自己整合性の条件に拮抗するものとして、当然だが自己の物語には、現実に起きた出来事に対応していなくてはならないという**現実対応性**の条件も、同時に課せられている。ただし、現実対応性を優先しすぎて、各瞬間の詳細な記録をずっと記憶として保持し続けることは、記憶の容量および検索時間の面で負荷が大きくなる。よって、予期に資するものだけが、後述する抽象化の過程を経て、長期的に保存されるといわれている。

このように、自己の物語は予期と矛盾しない整合性と、現実から離れないリアリティという二つの条件をなるべく両立するように紡がれていく。コンウェイのモデルによると、長期に記憶される自己の物語の構造は、(1)**自己整合性が優先**され、おもに言語によって**抽象的**に表現される**概念的自己**と、(2)**現実対応性が優先**され、**具体的**な感覚運動情報で表象される**エピソード記憶**という二つのサブシステムから出来上がっている[15](**図4**)。(2)のエピソード記憶は、そのほとんどは短期間で想起できなくなるが、自己整合性の条件にかなったもののみ概念的自己とリンクし、長期に記憶されるといわれている。

自己整合性と現実対応性という二つの真理性を両立できない記憶とは、その定義上、トラウマ記憶である。なぜならトラウマ記憶とは、受傷時に本人がもっていた予期をゆるがすようなエピソード記憶であり、にもかかわらず、忘れることもできない特殊なエピソード記憶として

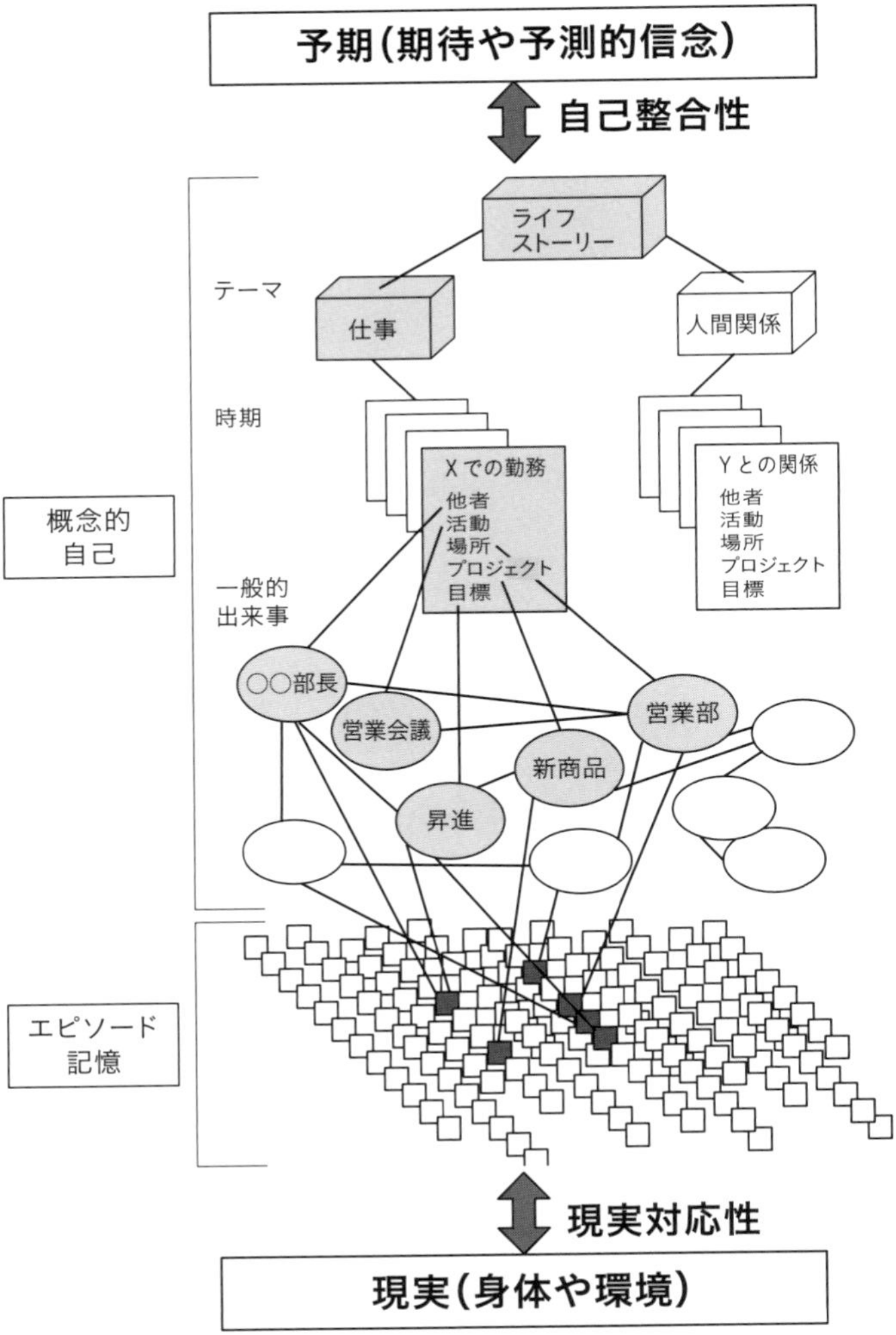

図 4　自己の物語の構造に関するモデル(16)

定式化することができるからだ。トラウマ記憶を抱えたまま、自己の物語の真理性を取り戻すためには、予期の更新という先述の研究戦略をとる必要がある。**本書では、当事者研究における回復を、**(**集合的**)**予期の更新による自己の物語の真理性の回復と定義する**ことにする。そしてそれは、トラウマ記憶からの回復に他ならない。

トラウマ状態に陥った人には、**過剰一般化記憶**(overgeneral memory: ＯＧＭ)という傾向が認められることがよく知られている。[17] ＯＧＭとは、自分の過去の具体的な出来事を思い出して描写することの困難、とりわけ特定の時間と場所で起こった出来事としてうまく報告できない状態のことであり、先ほどダルクメンバーの証言として紹介した、ステップ４で過去の記憶を詳述できない状態に相当する現象と思われる。ＯＧＭは、トラウマ後のうつや心的外傷後ストレス障害(post traumatic stress disorder: ＰＴＳＤ)の発生が予測され、うつの経過の悪さや社会的問題解決の効力低下に結びついていることが知られている。そのほか、摂食障害やパーソナリティ障害においてもＯＧＭが認められる。一方でＰＴＳＤの主症状の中には、極めて具体的なトラウマ記憶が、その記憶を連想させるような刺激を引き金にして不随意的に想起されるという、**フラッシュバック**というものもある。

ＰＴＳＤにおけるＯＧＭとフラッシュバックの併存という事態からは、概念的自己とエピソード記憶とのリンク(自己整合性と現実対応性の両立)不全が示唆される(**図5**)。コンウェイによれば自伝的記憶の想起のスタイルには、図４のモデルでいうと、下から上(具体的なエピソード記憶

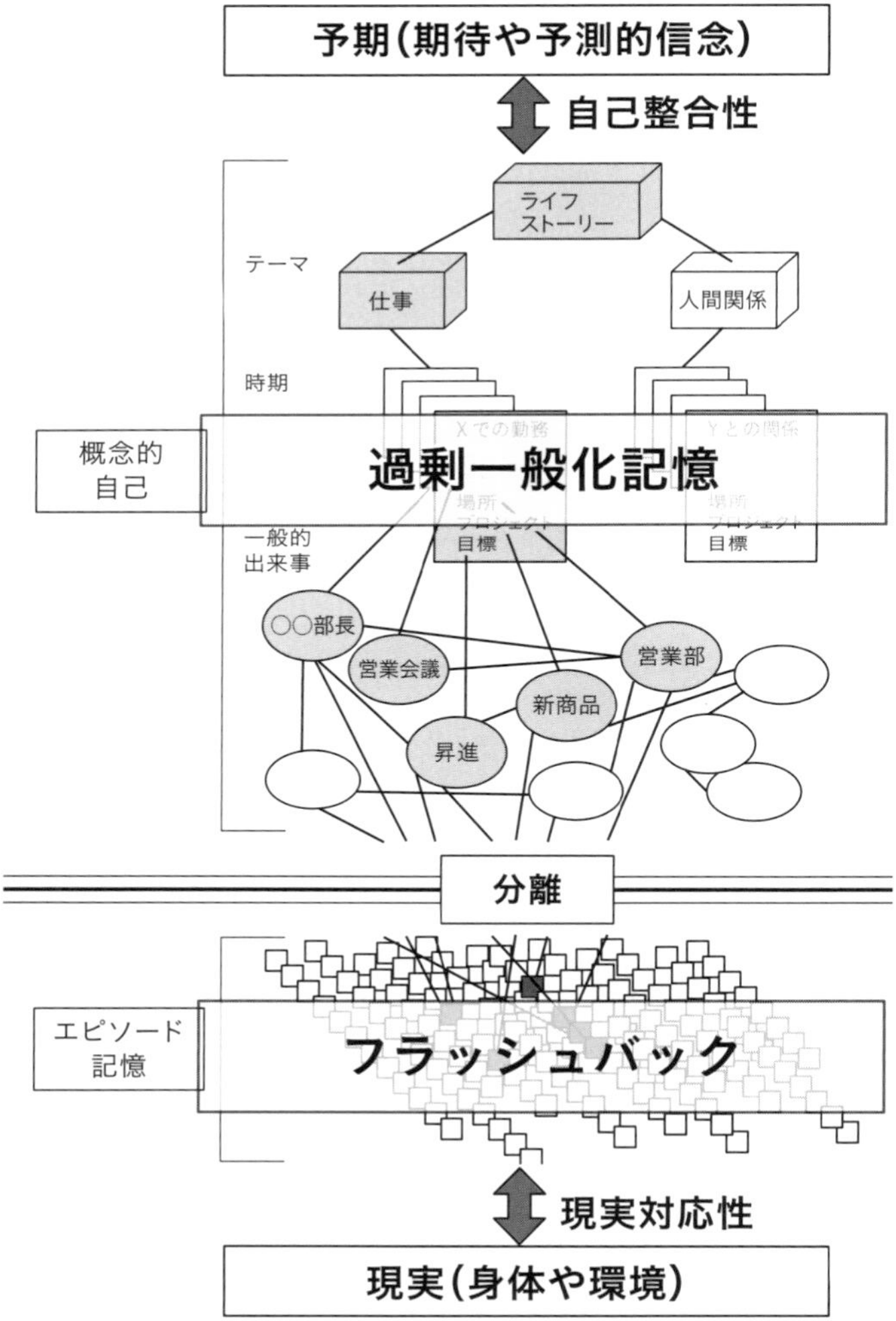

図 5 概念的自己とエピソード記憶の分離

から抽象的な概念的自己）の順序で不随意的に思い出される**直接的想起**（direct retrieval）と、上から下（抽象的な概念的自己から具体的なエピソード記憶）の順序で随意的に思い出される**生成的想起**（generative retrieval）の二つがある。概念的自己とエピソード記憶がリンクしていれば、直接的想起ではじまっても概念的自己を思い出すことができるし、生成的想起ではじまってもエピソード記憶を思い出すことができる。しかし図5のように**概念的自己とエピソード記憶とのリンクが外れると、直接的想起では非言語的で具体的な感覚運動情報であるエピソード記憶のみがフラッシュバックとして想起され、生成的想起では具体性を伴わないOGM状態になる**というわけである。

では、PTSDのような状況で失われた自己の物語の真理性（自己整合性と現実対応性の両立、言い換えると概念的自己とエピソード記憶のリンク）を回復するにはどうすればよいだろうか。先行研究では、「寝ること」「他者とのコミュニケーション」「身体感覚と感情の取り戻し」の三つが重要だと報告されている。以下、それぞれについて見ていくことにしよう。

寝ること

概念的自己とエピソード記憶のリンクには、睡眠と覚醒のリズムが重要であるといわれている。二〇一三年に発表されたラッシュとボーンの、睡眠と記憶に関する優れた総説によると、目が覚めているときに取得された新しいエピソード記憶がもっている具体的な感覚運動情報は、まず脳の一次感覚運動皮質という場所に保存される⑱。

次に、一時感覚運動皮質から情報が海馬《かいば》という場所に転送され、そこで、感覚運動情報が元の空間的配置や時間順序に沿って並び替えられる。こうして、短期的なエピソード記憶が出来上がる。次いで深い睡眠中に、このエピソード記憶は長期記憶の貯蔵庫(自己の物語も長期記憶に含まれるが、他にも、自分の体験ではない一般的知識も長期記憶の一種である)である連合皮質という場所へと徐々に移し替えられ、既存の長期記憶と統合される。この統合過程を、記憶のシステム固定化(system consolidation)と呼び、システム固定化がうまくいった長期記憶を遠隔記憶ということもある。概念的自己とエピソード記憶のリンクは、こうしたシステム固定化が自己の物語の範囲でうまくいっているときに実現される。

システム固定化の過程において変化をこうむるのは、既存の長期記憶だけではない。新しいエピソード記憶の側も、鮮烈な感覚運動情報を失い、抽象化される。取得されたエピソードのすべてではなく、その「骨子」が重点的に固定されているのである。

実際、覚醒時に獲得された情報のすべてが、睡眠時にシステム固定化の対象になるとしたら、容量的な負荷が大きすぎる。したがって、どの情報をシステム固定化の対象とするのかについて、取捨選択する機構が必要になる。先行研究では、前頭前野《ぜんとうぜんや》という場所と海馬の共同作業(この共同作業において発生する脳波活動をシータ波コヒーレンスという)が、覚醒時に獲得された新規情報のそれぞれに対して、予期との関連性(どの記憶がどれくらい自己整合性の条件を満たしているか)を割り当てており、深い睡眠中に、高い関連性を割り当てられた記憶が優先的に再活性化することが知られている。つまり、シータ波コヒーレンスはシステム固定化の候補となる新規記憶に、自己整合性に基づいて優先的にタグ付けをする機能を担っている可能性がある[19]。このタグ付けは、先述した自己の物語における自己整合性条件を維持するメカニズムの一つと考えられる[20]。

以上のように、自己の物語の真理性を保つメカニズムの一つは、睡眠・覚醒リズムにある。睡眠・覚醒の問題が当事者研究にどのような影響を与えるか、そして逆に、当事者研究が睡眠・覚醒にどのような影響を及ぼすかは、今後の重要なトピックの一つになるだろう[21]。

他者とのコミュニケーション

システム固定化の過程は、睡眠の専売特許ではない。私たちは自らの経験を、言語という道具を媒介にして他者と共有する中で、システム固定化と同様の抽象化や、既存の知識への統合を行っているからである。システム固定化(概念的自己とエピソード記憶のリンク)という観点から見れば、睡眠と他者とのコミュニケーションは機能的等価物といえるかもしれない。

また概念的自己とエピソード記憶のリンク(自己整合性)だけでなく、現実対応性条件を保証するうえでも、コミュニケーションは不可欠である。私たちのエピソード記憶の内容は、現実対応性の面で必ずしも十分とはいえない[22]。意識は自分自身の認知プロセスに直接アクセスすることはできないし、自分の行動の真の原因もリアルタイムでは意識できず、せいぜい事後的に推測して自分の行動を正当化しているに過ぎないからである。しばしば自分の行動よりも、他人の行動の原因をより正確に推測できることも珍しくない。したがって、私たちは自分の行動を理解するうえで、他人のコメントから恩恵を受ける可能性が常にある。また行動原因だけでなく、知覚の正確性についても同様である。

行動原因や知覚の正確性の限界を乗り越える方法として、人は経験を共有するための言語を開発してきた。バーラミらは、単純な知覚判断課題を、二人一組の被験者で取り組んでもらう実験を行い、(1)パートナーが自分と似た知覚特性を有し、[23] かつ(2)パートナー同士のフリーディスカッションが許されるときに、知覚の正確性が向上することを示した。[24] またその効果は、互いの知覚経験だけでなく、知覚経験の報告に関する自信の程度もコミュニケーションしているときに大きくなるという「加重信頼共有モデル」によってうまく説明された。

このように、**一人きりのエピソード記憶は十分な現実対応性をもたないが、類似した意識経験をもつ他者との、言語を介した、経験と確信度のコミュニケーションを通じて、双方の意識内容の現実対応性は高まっていく**と考えられる。これは、真理論でいうところの**合意説**(現実との対応ではなく、他者と合意が得られた知識こそが真理とされるという説)を裏付ける経験的根拠とみなせるかもしれない。さらにいえば、一人ひとりの個性と世界の実在性は公的空間における言葉を介してあらわになるというアーレントの議論もここに重なる。

身体感覚と感情の取り戻し

トラウマ研究で有名なベッセル・ヴァン・デア・コーク(Bessel van der Kolk)は、概念的自己とエピソード記憶のリンクにおいて身体感覚が重要と考えている。彼によれば、**トラウマ患者は、身体内部の感覚（内臓《ないぞう》感覚や自己《じこ》受容《じゅよう》感覚）に注意を向けることが極めて困難**であるという。瞑想の訓練で内的な感覚に注意を向けるよう教示すると、トラウマに関連した感覚や知覚、感情に直面することになることも多い。これは、意識が身体内部の感覚にアクセスしようとするや否や、自己の物語に蓄積されたトラウマティックなエピソード記憶の想起を引き起こす状況に陥っていると考えられている。言い換えるとトラウマティックな記憶の想起を回避しようという脳の適応機能が、具体的な内部感覚を欠いたＯＧＭの原因の一つになっている可能性がある。ＯＧＭ概念を初めて報告したウィリアムズも、ＰＴＳＤにおけるＯＧＭのメカニズムに関して、具体化された記憶を一般化した記憶に再構成することで、そのネガティブな影響を抑制し、適応を図っているという「感情制御仮説」を提唱している。

ヴァン・デア・コークによれば、**トラウマからの回復のためには、過去のトラウマ記憶に身体感覚がジャックされるのではなく、好奇心をもって、「いま、ここ」の身体感覚に注意を向け続けながら、過去のトラウマティックな経験を構成する認知的、感情的、感覚運動的な諸側面を編み上げ、理解可能な言語に翻訳することを学ぶ必要がある**。[25] 安全に「いま、ここ」の身体感覚に注意を向けるやり方を学ぶと、すべてがある時刻で凍り付いたようなトラウマ経験とは異なり、身体的な経験が時々刻々変化し続けるものだということ、言い換えると、時は過ぎ去っているということを知るようになる。こうして過去の身体経験と現在の身体経験が分離されるようになると、トラウマ記憶が現在に侵入しにくくなる。

「いま、ここ」の身体感覚を、五感を通じて環境から入ってくる外受容《がいじゅよう》感覚と比べたとき、どちらも現実対応性の高い情報を与えるという点で違いはない。しかし前者は後者と異なり、こうなりたい、こうしたいという自己整合性のもっとも重要な根拠である「期待」を与える感覚でもある。身体感覚なしに紡がれる自己の物語には、「期待通り」も「期待外れ」もなくなる。それは、感情なしに淡々と続く事実の羅列に過ぎず、自己の「物語」とは呼べないものになる。そしてまた、その時々の環境に関する情報を教えてくれる五感とは異なり、身体感覚はその時々の自己の情報を教えてくれるものでもある。身体感覚なしに紡がれる物語には自己は登場せず、「自己の」物語とは呼べないものになる。

このように考えると、「いま、ここ」の身体感覚に注目するという作業は、現実対応性と自己整合性の両条件を両立させることを媒介にして、概念的自己とエピソード記憶のリンクを回復させることに寄与している可能性がある。

たとえば、ダルク女性ハウスでは当事者研究を行う際に、身体感覚や感情[26]抜きで過去の記憶を饒舌《じょうぜつ》に語る場合に、それ以上語るのをやめさせることがあるという。身体感覚や感情抜きの自伝的記憶の想起は、外受容感覚のみで構成された記憶の想起であり、自己整合性を失って、現実対応性のみ成立しているトラウマ記憶がフラッシュバックしている可能性が高いからである。そのような想起を何度繰り返しても、フラッシュバック記憶が強化されるだけで、自己整合性のもとで概念的自己とリンクすることはない。バラバラのエピソード記憶を、「それらすべては私が経験したもの」という感慨とともに一つに統合するためには、各々のエピソードに直面したときに生じた、たった一つしかない自分の身体反応の記憶が結び付いている必要があるのである。**当事者研究において過去の記憶を想起する際に、身体感覚や感情を一緒に想起する必要があるというのは極めて重要なポイントである。**

自己の物語の真理性を回復する過程

以上、「寝ること」「他者とのコミュニケーション」「身体感覚と感情の取り戻し」の三つが、自己の物語の真理性を回復させる機序について詳述してきた。

当事者研究とは何かを説明する際に、自分の経験（エピソード記憶）をもとにして、そこから、意味やメカニズム[27]を発見しようという実践、という言い方もしばしばなされる。そしてここでいう発見とは、エピソード記憶を資源にして、期待との整合性（有用説）、予測的信念との整合性（整合説）、現実との対応性（対応説）、他者との部分的な共有（合意説）という真理条件に縛られながら、自己の物語を構築していくことと言い換えられるだろう[28]。この四条件は当事者研究に限らず、何らかの真理を求めようとする、あらゆる研究が意識し続けているものである[29]。そしてそのためには、正直さや（対応説）、整合性への志向や（有用説・整合説）、他者の言葉に耳を傾け続ける態度（合意説）といった真摯さが不可欠となる。

本章では当事者運動を継承する形で、マイノリティの身体的特徴を意味する「ショウガイ」ではなく、予期と現実の間に生じた齟齬《そご》を意味する「障害」を少なくすることを回復とみなしたうえで、障害を少なくさせるための方向性には、物理的な身体を更新する治療戦略、物理的な環境を更新する運動戦略、集合的な予期を更新する研究戦略の三通りがあると述べた。後二者の関係について、集合的予期（社会規範や客観的知識）を広義の環境とみなせば、研究戦略は運動戦略の一部に含まれることになる。どの戦略もそれぞれに可能性と限界を抱えているが、当事者研究は研究戦略によって障害を軽減させるという回復観に基づく実践であるということを確認した。

現実を言い当てた予期の構築による障害の軽減プロセス（回復）は、広い意味で真理の探究プロセス（発見）と言い換えられる。宇宙物理学は宇宙に関する真理を、医学は身体に関する真理を探究するというように、個々の研究領域は現実のすべてではなく、それぞれ固有の探究領域を限定している。当事者研究において探究される領域は、自分の経験であり、先行研究の概念を用いるとしたら、自己の物語の真理性を高めることを目指す領域であるという見方を提示した。

次章では、以上のような回復像と探究対象をもつ、当事者研究の具体的な方法について述べる。

第3章　当事者研究の方法

1-1節で述べたように、当事者研究は、当事者運動由来の「力／未来／パターン」と依存症自助グループ由来の「無力／過去／物語」、そして両者に共通する「共同性」を継承している。

自らの力を過小にも過大にも捉えず、①**変えられない自分のパターン**——そこにはパターンとしての生得的な期待や身体が含まれる——を慎重に探ること、過去を正直に振り返り、②**欺《ぎ》瞞《まん》のない自分史**——先行研究の概念を用いるとしたら真理性の高い自己の物語——を紡ぐことはどれも、等身大の自分を発見しようという試みである。研究の前提としてある、いまだ自分は等身大の自分をつかみきれていないという無知の知は、自らを他者の視点や解釈、知識を求める③**共同性**に向かわせる。等身大の自分を変えようとはせずに、パターンや経験をある程度共有する④**自分と類似した他者**とともに、予期と現実の誤差を縮小するように互いの「後天的な期待」と「予測（知識）」を更新し合い、そして更新した予期を仲間の外に向けて⑤**公開**していくことで、社会が広く共有する規範や知識を更新する実践ということができる。

では、協働して自分のパターンと物語を探究する当事者研究の方法は、どのようなものであるべきだろう。あらゆる学問の方法論が常に発展途上にあるのと同様、当事者研究の方法論も発展途上であり、様々な現場で、困難の性質に合わせた様々な方法論が試みられているのが現状である。ここでは、筆者が二〇〇八年以降、綾屋紗月とともに行ってきた当事者研究の方法論を紹介することにしよう(1)。

3-1 通状況的なパターンの抽出と物語の統合

二〇〇八年から二〇一〇年までの約三年間は、おもに綾屋の一人称的な視点で、多様な状況で(通状況的に)繰り返し立ち現れる知覚運動パターンの記述を試みた。その際に、筋骨格系の運動と五感を通した知覚による環境との入出力パターンだけでなく、内臓への入出力パターンも重視した。

ただし、繰り返し立ち現れるパターンのすべてが記述されたわけではない。「ある状況において、人は一般に、このように行動表出するはずだ」という、社会が共有する予期的なパターンに関する知識を筆者がある程度もっているという前提――この前提は怪しいものであり、筆者以外の共同研究者が徐々に綾屋の当事者研究に加わることでより正確な知識が提供されるようになった――のもとで、綾屋の行動表出がその集合的予期から逸脱したとき――言い換えると障害(disability)が発生したとき――に、その前後で綾屋がどのような一人称的経験をしているかについて筆者と綾屋との間で言語化を試みるという形で研究は進められた。[2]

この過程は、綾屋の行動表出から、綾屋の主観的経験を推測する理論――綾屋に対する「心の理論」――を明示化する作業であると同時に、「多数派がこういう状況でこういう行動表出をしているときには、こういう心的状態のことが多い」という理論――定型発達者に対する「心の理論」――を綾屋に対して筆者が解説する作業でもあった（後者の作業を綾屋は「意味づけ介助」と呼んでおり、その後、「ソーシャル・マジョリティ研究」という別のテーマに発展した）[3]。この共同作業を行ううえでは、予期からの逸脱に両者が気づけるほどには互いに知覚が似通っており、しかし同時に、互いに相手が気づかない解釈を交換し合える程度には異なっている必要があった。

このようにして、綾屋の経験の不変項のうち、多数派の経験の不変項とは異なるものが抽出されることになり、その中から綾屋のショウガイ(impairment)に関する仮説が導かれた。**当事者研究においては、ショウガイを所与として障害を研究するのではなく、障害からショウガイを不変項として抽出するというステップを踏む**という点は、方法論上のポイントである。ただし筆者らは、綾屋の経験の中に立ち現れるパターンが、多数派の経験の中に立ち現れるパターンと異なっている場合に、その差異を、なるべく**量的な違い**で記述できるよう、綾屋と多数派の両方に共通する次元的な尺度を抽出するよう心掛けた。その背景には、「うまく次元を設定すれば、人間の多様性は量的な違いで記述されるはずだ」というアプリオリな前提があった。

　繰り返されるパターンを抽出する作業と並行して、二〇一一年以降はおもに、繰り返されない一回性の主観的なエピソードを、物語的なフォーマットによって人生全体にわたり統合しようと試みた。**予期通りの出来事は一回性の基準を満たさないため、一回性のエピソードとは予期から逸脱した、広義の障害やトラウマを伴うエピソードである。**綾屋は、一回性のエピソードを物語的に統合することに関する自らの困難を、「フラッシュバック」「ヒトリ反省会」「ヒトリタイワ」「オハナシ」「シュトコー」などの造語によって記述しているが、これらの造語は一回性のエピソードを具体的に記述したものではなく、一回性のエピソードを情報処理する綾屋固有の様式の中にある反復パターンを記述したものであった。また二〇一〇年の時点では、過去のトラウマティックな一回性のエピソードが現在の綾屋に苦痛を与えている様子を素描しており、こうした傷つきのエピソードを分かち合う仲間の存在の重要性がほのめかされてはいるものの、まだ十分にこの問題が検討されているとはいえなかった[4]。

　本格的に一回性の出来事が探究の俎上《そじょう》に載せられたのは、二〇一一年三月の東日本大震災の経験と、同年八月の綾屋自身の自助グループの立ち上げがきっかけである。その後、仲間との分かち合いを通じた一回性の出来事の物語的な統合と、それによってもたらされる回復に関する当事者研究が進んでいった。そこでは、反復していない一回性の出来事に意味が与えられるために、類似した一回性の出来事を共有する他者との、共感的な分かち合いが不可欠であり、筆者以外の人々と綾屋の共同研究が核となって進んだ。

一般に、事物の意味とは、その事物があるカテゴリーの一例として取り扱われたときに発生するが、カテゴリーは同じ特徴を共有する複数の事例がなければ発生しない。このことから、一回性の出来事はその定義上、複数回起きていないので、少なくとも自分一人だけでは意味が与えられないことになる。これが、**一回性のエピソード記憶に意味を与える物語を構築するうえで、類似した一回性の出来事を共有する他者が不可欠**な理由だろう。

物語を統合するためには、物語の主人公である自分自身の通状況的な特徴に関する知識は必要不可欠なものであり、ゆえに、前述のパターンに関する知識は物語の統合にとって不可欠な要素となる。逆にパターンに関する知識も、一回性の出来事をいくつも経験するうちに最大公約数的に共通している部分を抽出することで得られるものなので、パターンの知識を得るためには一回性の出来事に関する知識が必要不可欠でもある。すなわち、**パターンと物語は相互に相手の前提条件となっている**。

図6は、予期からの逸脱としての一回性のエピソードから、パターンと物語を導く当事者研究の手続きを図式化したものである。[5]

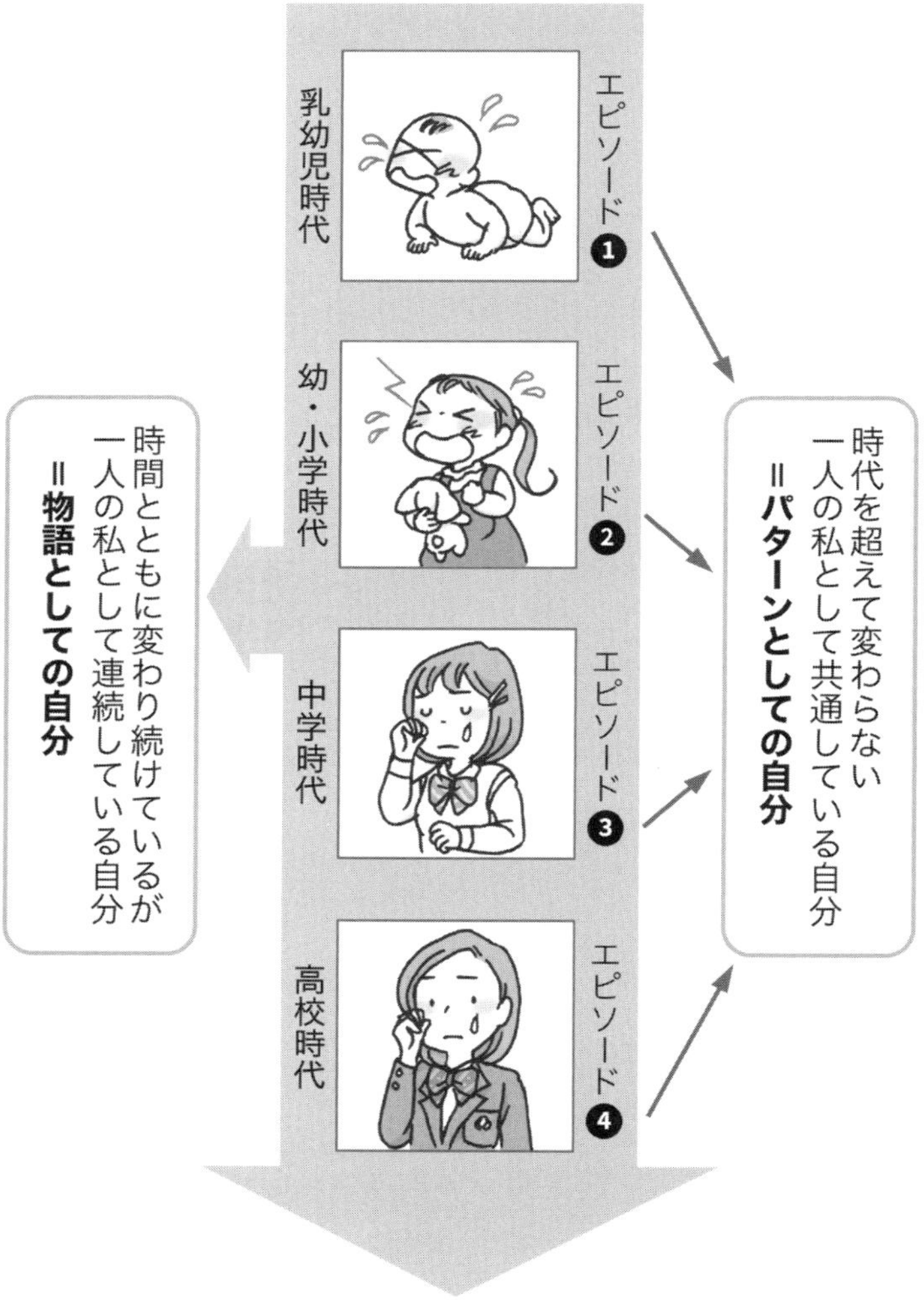

図 6　一回性のエピソードからパターンを抽出し物語を統合する過程

3-2　自己に関する知識と類似した他者の意義

当事者研究が探究の対象とする、通状況的なパターンと、一回性の物語の二つは、すでに述べてきたように、自分が自分であることの根拠となる知識といえる。当事者研究の研究対象を明確にするため、それぞれがどのような知識なのかについてもう少し説明を加える。

一つ目の「通状況的なパターン」は、数日前も、昨日も、今も、そしておそらく明日も、同じような特徴をもち続けている「時間を超えて変わらない自己」の感覚を支える知識である。いつでもどこでも、右手を挙げようと運動指令を出せば、右手からはその動きを伝える視覚や自己受容感覚のフィードバックが同じように戻ってくる。このとき、〈運動制御信号―自己受容感覚―外受容感覚〉の連関パターンは、自己身体の状態が変わらない限り一定である。身体内部へと指向した知覚運動ループについても、たとえば、血糖値が下がれば(内臓感覚)、胃腸や唾液腺が活動し始めて空腹感を感じる(内臓制御信号)。この〈内臓制御信号―内臓感覚〉の連関パターンも、内部器官の状態が変わらない限り一定である。

さらにいえば、外界指向的な知覚運動ループと身体内部指向的な知覚運動ループとの間にも、ある程度時間を超えて持続する連関パターンがある。たとえば空腹に突き動かされて外界へと表出する表情や探索行動にはパターンがあるだろうし、逆に、外界指向的な行動に伴って生じる呼吸や心拍数、代謝の変化にも一定のパターンがあるだろう。

このように見てくると、〈内臓制御信号―内臓感覚―運動制御信号―自己受容感覚―外受容感覚〉という複数の感覚情報と運動制御情報を統合してできるパターンによって、「時間を超えて変わらない自己」が表象されていると考えられる。筆者らはパターンを探究する際に、〈内臓制御信号―内臓感覚―運動制御信号―自己受容感覚―外受容感覚〉といった様々な知覚運動の時系列パターンに注目するようにしている。

二つ目の「物語」は、第2章で詳述した自己の物語に他ならず、「時間とともに一回性のものとして変わり続けているが、連続している自己」の感覚を支える知識である。ある朝起きて、昨日と全く同じ出来事が次々に起きたならば、デジャヴュ感に圧倒されて、昨日と今日の間に不連続な断層を感じるだろう。私たちは自分の経験に関して、一定の範囲内で連続的に変わり続けることを予期しているからこそ、全く同じ経験が反復すると混乱するのである。自己の物語の真理性を高めるために筆者らが留意しているポイントは第2章に述べたとおりだが、自閉スペクトラム症(ASD)に関連づけながら少し補足しておく。

先行研究によると、自己についての右の二つの知識は、ASDの中核的特徴とされる「コミュニケーションの障害」と深く関わりあっている。ASDにおける社会的コミュニケーション障害は、他者の可視化された行動表出の原因を、可視化されていない心的状態(意図、感情、知識、信念)へと推測的に帰属させることの困難に起因するといわれている。そして、他者の行動の原因をその人の心的状態に帰属させるメカニズムに関して、社会心理学の中では「帰属的推論に関する二段階モデル」が提案されてきた。[6]

この二段階モデルでは、帰属的推論の過程は、初めに観測可能な他者の言動からその瞬間に他者の中で生じている観測不能な運動制御信号や内臓感覚を推測する**同定**、続いて同定された言動の背景にある時空間的な広がりをもった文脈を推測することで心的状態（意図、感情、知識、信念）を推定する**帰属**という二段階を経て処理されると考えられている。そして**同定は自己の通状況的パターンに関する知識を、帰属は自己の物語を相手にあてはめることで成し遂げられる**といわれる。**図7**は、自分についての二つの知識――パターンと物語――と、帰属的推論の二段階――同定と帰属――の関係をまとめたものである。

先行研究では、ＡＳＤ者はパターンに関する知識も物語に関する知識も、どちらも十分に統合されていないこと、それと同時に、同定や帰属といった社会的コミュニケーションに困難が生じていることが報告されてきた。[7] しかし、他者や社会は定数ではなく変数であるという点に留意する必要がある。言い換えると、「誰」と「どのように」関わるかに応じて、自己に関する二つの知識の統合性や、コミュニケーションの成否は変わると予想される。

たとえば綾屋は、部分的に運動パターンの類似した者同士であれば、相互に同定や模倣が可能になり、それが自分を確立するうえでの重要な資源となりうると述べている。帰属段階についても、たとえば米田英嗣らは、ＡＳＤ傾向の強い主人公が登場する物語を読んだ後の想起課

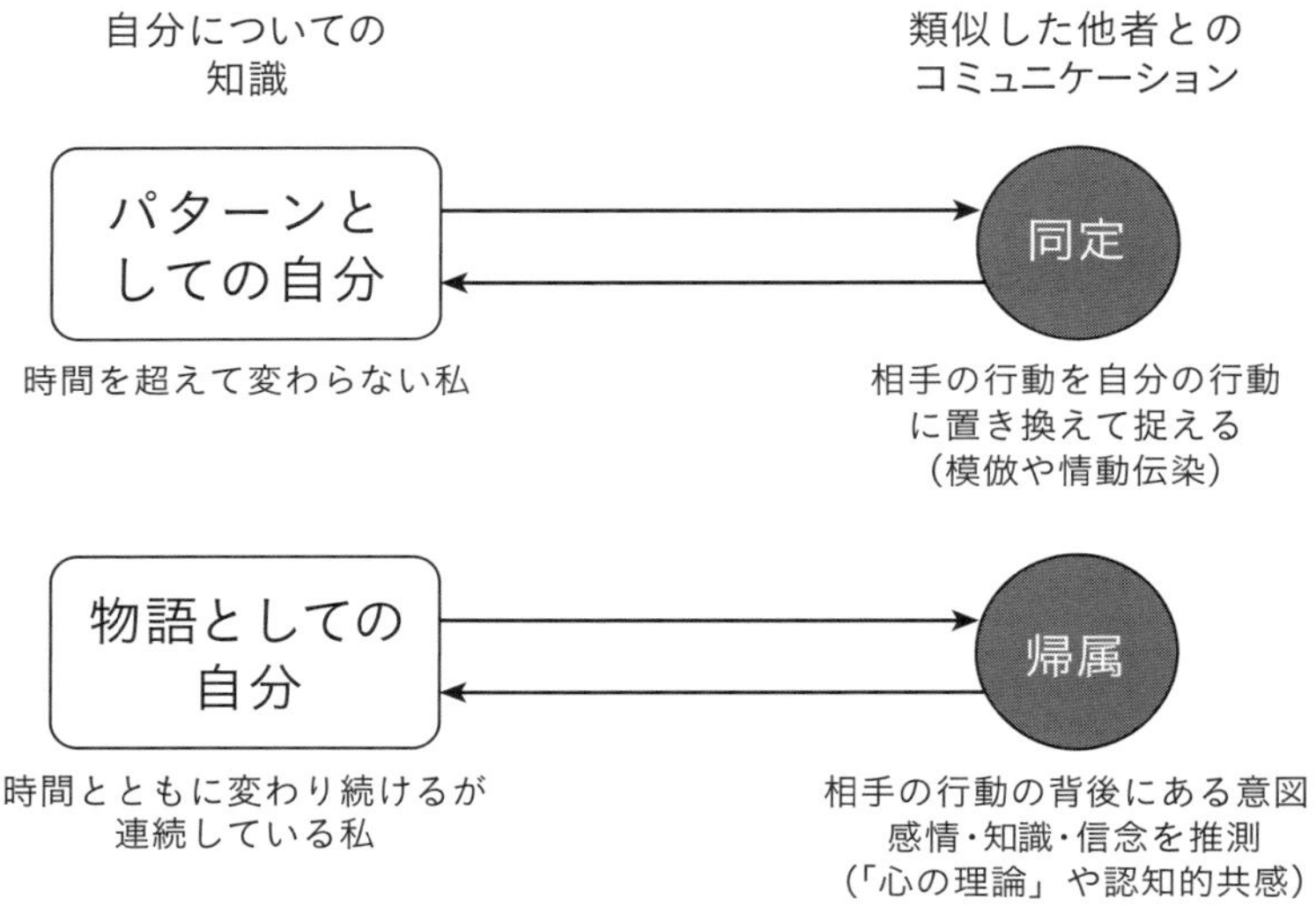

図 7　自分についての二つの知識と帰属的推論の二段階

題で、ＡＳＤ者の方が多数派よりも成績が良いことを報告している。これらの知見は、自分についての知識獲得の困難や、帰属的推論の困難が、少数派の側に帰属されるショウガイに還元されるものではなく、特徴や経験を共有できる類似した他者との出会いが少ないことや、少数派独自の経験を表現する語彙が支配的な言語体系の中に存在しないことによっても引き起こされうる可能性を示唆するものである。[8]

実際に先行研究でも、自己の物語の統合性が、「誰」と「どのように」関わるかに影響を受けうることが報告されている。たとえば、幼児期の親子関係が子どもの自己の物語の統合性に影響を及ぼすことや、より詳細で一貫性のあるナラティブ（語り）を紡ぐ親のもとに育つと、子どもは、よく統合された自己の物語を獲得すること、さらに青年期になると身近な他者とのナラティブだけでなく、自分が属する文化の中で規定されている代表的な自己の物語のフォーマットやマスター・ナラティブ（いわゆる「あるある話」）も利用するようになることなどが知られている。このように考えると、統合された自己の物語を構築するための社会文化的な条件として、

（Ａ）身近な人間関係において詳細で一貫性のあるナラティブが紡がれること
（Ｂ）所属する文化が自己の物語の記述フォーマットを与えてくれること

の二つが重要であるということが示唆される。[9]

ゆえに定型発達者に包囲されて分断されたＡＳＤを含む少数派の場合、ナラティブを通じて固有の経験を分かち合える身近な他者が得られにくいだけでなく、所属する文化が少数派のエピソード記憶に意味を与えるような記述フォーマットを与えてくれないために、自己の物語が統合されにくい可能性がある。

以上の考察は、本書第5章で展開する内容と深く関わっている。ＡＳＤの当事者研究は、ＡＳＤ者同士がナラティブを通じて固有の経験を分かち合う場であり、そこでは、少数派独自の新しい語彙やマスター・ナラティブの発明と同時に、互いの経験の分かち合いが行われる。そのことは、ＡＳＤ者の自分に関する知識の構築や、他者への帰属的推論の向上をもたらすのではないだろうか。第5章で紹介する臨床研究は、当事者研究の効果に関するこうした仮説を検証しようというものである。

第4章　発見——知識の共同創造

前章までに、当事者研究の歴史、理論、方法など、総論的な解説を行った。それを踏まえて本章では、自閉スペクトラム症(Autism Spectrum Disorder: ＡＳＤ)に関する当事者研究の紹介を行う。ＡＳＤについての当事者研究を紹介する前に、まず、既存の専門知によってＡＳＤがどのように記載され、解釈されてきたのかを説明し、その専門知が、当事者の視点からどのように批判されてきたのかを見ていくことにする。

4–1　ＡＳＤについての教科書的な説明

定　義

表1は、現在世界中の多くの専門家が使用しているＡＳＤの診断基準(ＤＳＭ–5)である。困りごとを抱えた人が診察室にやってきた際に、医師は、この診断基準と照らし合わせながら、

表 I　DSM-5 における自閉スペクトラム症の診断基準(1)

以下の A, B, C, D のすべてを満たさなくてはならない：

A. 様々な文脈を超えて，全般的な発達の遅れでは説明のつかない，社会的コミュニケーションと社会的相互作用における持続的な欠損がある．以下の 3 項目のすべてを満たしていなくてはならない．

1. 社会-感情的な相互性の欠損：社会的接近の仕方の異常さや通常の会話のやりとりの失敗から，興味や感情，情動的応答の共有の困難，そして社会的相互作用の完全な欠如に至るまで．
2. 社会的相互作用にとって必要な，非言語的なコミュニケーション行為の欠損：十分に統合されていない言語的，非言語的コミュニケーションから，アイコンタクトやジェスチャーの異常，あるいは非言語コミュニケーションの理解と利用の欠損，そして表情やジェスチャーの完全な欠如に至るまで．
3. 発達レベルにふさわしい人間関係を築き，維持することの困難(養育者を超えて)：様々な社会的文脈に沿うように行動を調整することの困難から，ごっこ遊びをしたり友人を作ることの困難，そして人への興味の完全な欠如に至るまで．

B. 行動，興味，活動の限局的かつ反復的なパターンが認められる．以下の 4 項目のうち，2 項目以上が満たされていなくてはならない．

1. 定型的で反復的な発話や運動，物の使用(単純な常同行動，エコラリア，物の反復的な取扱い，風変わりなフレーズ使用など)
2. 習慣への過剰な固執，儀礼的な言語・非言語行動パターン，変化に対する過剰な拒絶(儀礼的行動，同一の移動経路や食べ物への固執，繰り返される質問，わずかな変化に対する極端な不快感など)
3. 強度やフォーカスの面で異常な，極度に限定され固定された興味関心(珍しいものに対する強い愛着や熱中，自己完結的で固執性の強い興味関心など)
4. 感覚入力に対する過敏や鈍麻，あるいは環境中の感覚的側面に対する異常な興味；(痛み／熱さ／冷たさに対する表出的な無関心，特定の音や触覚に対する異常な反応，物を過剰に嗅いだり触ったりすること，光や回転する物体に魅了されるなど)

C. 症状は小児期早期から認められていなくてはならない(ただし，社会的な要求水準が限られた社会的能力を超えるまで，完全に症状が顕在化しないこともある)．

D. 症状によって日常的な生活機能が制限，障害される．

その人にＡＳＤの傾向があるかないかを判断しようとする。この基準を見てみると、ＡＳＤというのは、「社会的コミュニケーションと社会的相互作用における持続的な欠損」と、「行動、興味、活動の限局的かつ反復的なパターン」という二つの特徴によって定義されているとわかる。どちらも少し曖昧な表現でわかりにくいので、もう少し具体的に説明しよう。

ここでいう「社会的コミュニケーションと社会的相互作用における持続的な欠損」とは、具体的には、他者に接近する仕方が通常と異なっている、アイコンタクトやジェスチャーの用い方が通常と異なっている、通常の会話にうまく参加できない、興味や感情を通常の人と共有することが困難で、対人関係を維持することが難しい、ということになる。

そして二つ目の、「行動、興味、活動の限局的かつ反復的なパターン」というのは、通常の人からすると一見無意味に見える言動の繰り返しが見られるとか、ルーチンへの固執や特定の対象に対する極端に限定的な強い興味関心が通常のレベルを超えている、通常と比べて感覚刺激に対して過敏または鈍麻といった特徴を意味している。簡単にいうと、ＡＳＤとは、通常の対人コミュニケーションのスタイルにうまくなじめず、こだわりの強さや感覚の感じ方が通常と異なることを特徴とする、個性的な発達パターンにつけられた名前といえる。

社会の変化による見かけ上のＡＳＤの急増

ＡＳＤに関してもっとも注目すべきことのひとつは、ＡＳＤと診断される人々の数が、この三〇年で急速に増加しているという事実である。たとえば、アメリカ疾病予防管理センターの発表した調査によれば、アメリカ国内でのＡＳＤの有病率は二〇年足らずで、二五〇〇名中一名から一一〇名中一名にまで増えた。およそ二三倍である。また別の研究では、日本、スウェーデン、イギリスの子どもは、一％以上というかなり高い割合でＡＳＤをもっていると報告しており、日本国内には一二七万人前後のＡＳＤ児者が存在していると推定されている。[2]

こうした急増の原因を説明しようとして、これまで多くの研究が行われてきた。中でもコロンビア大学の社会学者ピーター・ベアマンらのグループは、膨大な資料をもとに原因を調べた。その結果、（1）かつて知的障害とされていた子どもが、最近はＡＳＤと診断されるようになったから（増加のうちの二五％を説明する）、（2）親や小児科医などが、以前よりもＡＳＤを認知するようになり見逃しが減ったから（一五％）、（3）支援や研究が進んでいる特定地域にＡＳＤの人々が集まることに加え、優れた疫学データはそういった先進地域から報告される傾向にあるから（四％）など、全人口の中で本当に割合が急増したのではなく、様々な社会文化的要因の変化が見かけ上の急増をもたらしている可能性が示唆された。[3]

他方、もっと直接的に「ＡＳＤは実際には増えていない」という証拠を提示している研究もある。たとえばキムらは、韓国のイルサンという町を対象に、一九八〇年代と二〇〇〇年代の二つの時期に調査を行い、同じ診断システムを使って子どもたちを評価すると、人数に増加はなかったと報告している。またイギリスでの研究では、七〇〇〇家庭をランダムに訪問し、成人を対象に現在使われているＡＳＤの診断基準を用いてＡＳＤかどうかを評価したところ、現代のアメリカの子どもたちとほぼ同じ一〇〇〇名中九・八名という頻度が確認された。彼らは、同じ診断基準を用いれば年齢が二〇歳程度異なっていても人数に差がないということを証拠に、実際には増加していないと結論づけている。さらにスウェーデンのカーデフエらの研究グループは、二〇年以上にわたり同一の診断基準で子どもたちを評価し続けてきた。彼らの長期研究によれば、七歳児を対象とした診断率は、一九八三年では〇・七％、一九九九年では一％であり、有意な増加は認められなかった。[4]

以上の検討をふまえると、現在の診断基準のもとで**ＡＳＤと診断される人々の数は、この数十年でそれほど大きく増加はしておらず、むしろ診断される人々の急増は、かつてはそれほど問題視されてこなかった彼らが、ここ最近急に問題にされ始めるようになったという、社会文化的な要因の変化を反映していると推定される。**

成人ＡＳＤ者の心理社会的な予後と従来の支援法

次に、成人のＡＳＤ者に対する様々な支援法に目を向けてみよう。

成人のＡＳＤ者の心理社会的な予後は不良であるといわれている。たとえばセルツァーらによれば、自活、結婚、大学進学、一般就労を達成し、社会的つながりが構築できている成人ＡＳＤ者はごくわずかであり、ほとんどは親元や施設で暮らしている。レヴィーとペリーの総説によると、平均して五〇〜六〇％の成人ＡＳＤ者が、学業的資格や職業的資格を得ないまま教育課程を終え、七六％は仕事が見つからず、九〇〜九五％は長期的な恋愛関係や友人関係を構築できないと報告されている。加えて成人のＡＳＤ者は、他の発達障害者と比較しても有意に高い比率で、うつ病や不安障害といった精神医学的な合併症を発症する傾向がある(5)。

こうしたＡＳＤ者の長期的な心理社会的な状況を改善させようと、これまでに様々な支援法が提案されてきた。ビショップ＝フィッツパトリックらは、様々な支援法の効果についてシステマティック・レビューを行った。その結果、六つの社会認知訓練についての研究が抽出された。それらはいずれも、社会的手がかりを把握する能力を高め、ひいては社会的機能を増強することを目的としたものだった。社会的認知、コミュニケーション、社会技能を効果判定尺度としたとき、これら六つの社会認知訓練には一定の効果が認められるものの、ビショップ＝フィッツパトリックらは良質な研究はいまだ不足していると結論づけている(6)。

しかし、問題は効果の不十分さや、研究の数の不足だけではない。第2章で当事者による回復の再定義の重要性について述べたとおり、そもそも支援法の効果を検証する研究において、どのような状態を「目指すべきゴール」とみなすかについて、しばしば当事者の意見が反映されていないことがある。たとえば、右の効果判定尺度は、いずれも、社会的認知、コミュニケーション、社会技能の向上など、定型的社会性への適応状態がよくなることをゴールとしてみなしている。バガテルは、ＡＳＤに対する考え方が、ＡＳＤコミュニティの当事者と、保護者・臨床家・科学者らとの間ですれ違いがちな傾向を指摘している。後者がＡＳＤを生物医学的な病気とみなす一方で、前者はひとつの生き方としてみなすという差異があるという。バガテルによればこの考え方の違いは、ＡＳＤに対する支援の目的や方法に関する方針の違いをもたらすものである。ＡＳＤ者の中には、行動や社会技能に対する介入は、ＡＳＤ特有の経験の多様性を否定して自分たちを「神経定型者」に仕立て上げようとするものだとして批判している者もいるほどである。(7)

第1章では、当事者運動の中で練り上げられてきた社会モデルという考え方の重要性を述べた。次節では、当事者研究も継承している社会モデルの観点に基づきつつ、専門知が規定してきたＡＳＤ概念の批判的検討を行う。

４－２　ＡＳＤに関する当事者研究の背景と目的

ＡＳＤ概念の批判的検討

社会モデルの観点に基づくと、ＡＳＤという概念には問題があるということがわかる。その問題は、先ほど紹介した、ＡＳＤを定義する医学的な診断基準自体の中に、他者とのコミュニケーション場面における困難が記述されている点に端的に表れている。

素朴に考えてみれば、コミュニケーション上の困難というものは、コミュニケーションを取

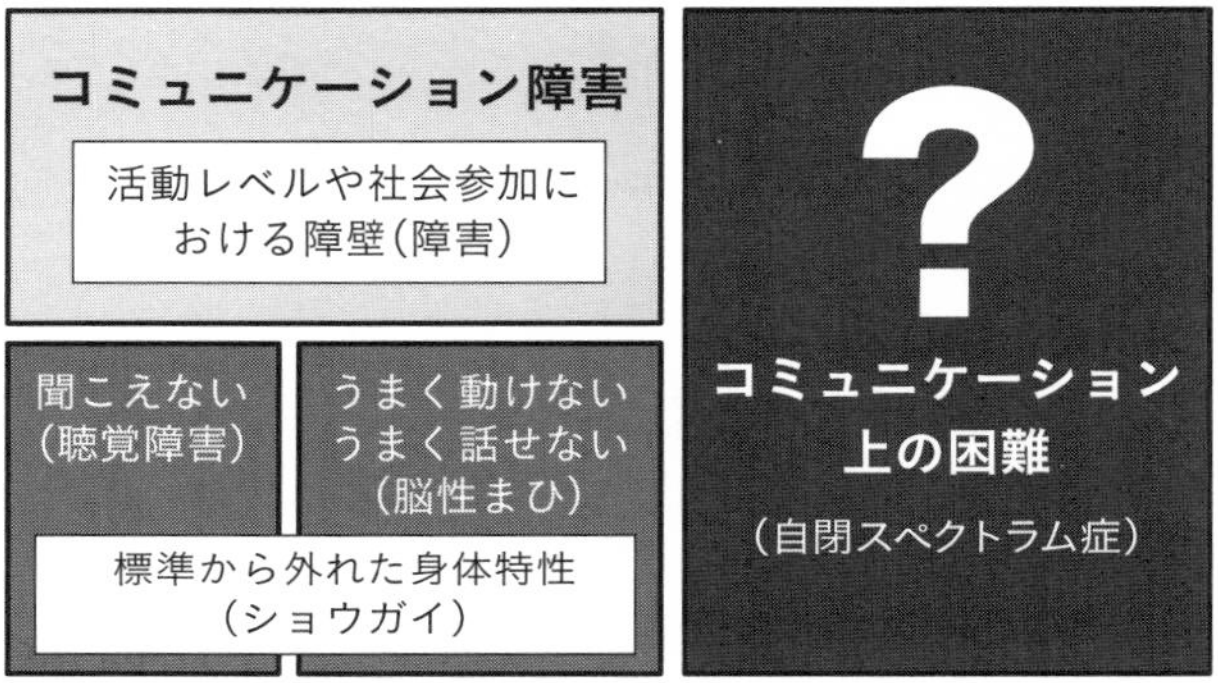

図8　本人の問題(ショウガイ)か，関係の問題(障害)か？
──両者の混同は障害学的には大きな問題

ろうとしている相手がどのような人物かという、本人から見れば社会環境側に属する変数次第で、増減するものだ。第2章でも詳しく述べたように、一般に、環境の如何《いかん》にかかわらず本人の心身の側に宿り続けているのがショウガイ(impairment)で、環境の如何に応じて増減するのが障害(disability)であるから、コミュニケーション上の困難は、ショウガイではなく障害を記述したものだと考えられる。

たとえば、耳が聞こえないという身体的な特徴はショウガイだが、耳が聞こえない人が経験するコミュニケーション上の困難は障害であるという具合だ。なぜなら、人々が手話をできるような社会環境になればコミュニケーション上の困難はたちどころに改善するからである。

他の障害には見られない、ＡＳＤ特有の概念上の矛盾は、このコミュニケーション上の困難という記述が、他ならぬ診断基準の中に用いられているために、障害とショウガイの区別が曖昧にされているという点にある(**図8**)。医学的な診断基準というものは、障害ではなくショウガイを記述することが期待されるものであり、実際、ショウガイを記述したものとして研究や臨床の現場で活用されている。つまり現状のＡＳＤ概念を診断基準として用いた瞬間に、本来、他者や社会環境との〈間〉に発生している障害が、本人の〈中〉にあるショウガイであるかのように誤認されてしまうというわけである（**図9**）。

社会モデルに基づいて考えるなら、ＡＳＤ研究を行うにあたり、ショウガイと障害をなるべく分ける必要がある。これまでは、コミュニケーション上の困難をショウガイとしてもつ人と、コミュニケーション上の困難をもたない普通の人とが、あたかも区別できるかのように考えられてきたわけだが、実際はコミュニケーション障害というのは、人と人との〈間〉に生じている障害であって、一方の側に宿るものではない。コミュニケーション障害とは異なるレベルで、今日ＡＳＤと診断される人々の少数派性としてのショウガイを、あらためて一から記述していく必要がある。

社会モデルに基づけば、そのようにして記述された少数派性としてのショウガイを踏まえて、社会環境の変化によって今日ＡＳＤとされる人々の社会的包摂が目指されることになる。文化人類学者のオックスとソロモンは、ＡＳＤ者が包摂される社会環境の条件について報告している[8]。彼らは、ＡＳＤ者が必ずしもコミュニケーション上の困難をもっているわけではなく、単に、定型発達者向けにデザインされたコミュニケーションスタイルになじめないだけである可能性があると主張している。彼らは、学校や家庭でのＡＳＤ児の様子をビデオに記録し、「会

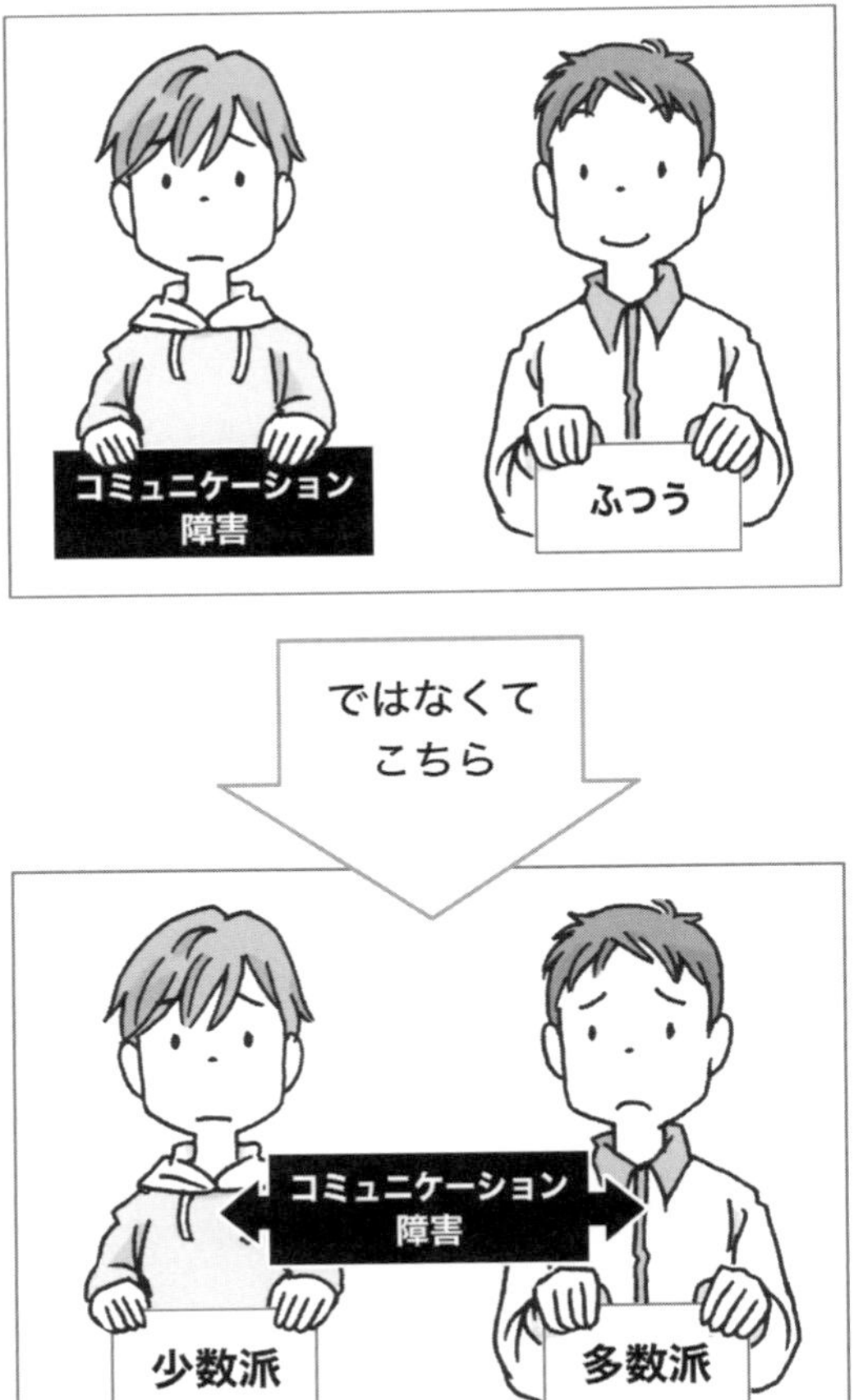

図 9　本人の問題(ショウガイ)か，関係の問題(障害)か？——コミュニケーション障害は関係の問題のはず

話連鎖は短め」「対面的ではない身体配置」「控えめな感情表現」「やや速めの会話テンポ」などの特徴をもつ、定型発達者のスタイルとは異なるオルタナティブなコミュニケーションスタイル（**表2**）の中に置かれると、ASD児と周囲の人々のコミュニケーションがうまくいくということを報告した。そのうえで、ASD児にとって快適な、こうした独自の社会性を、「自閉的社会性」と呼んだ。これは、社会性やコミュニケーション上の困難が、ショウガイではなく障害なのだという、これまでの議論を傍証する知見といえよう。

表2　ASD向けのコミュニケーションスタイル(9)

言語使用	第1言語(母語)を使って，家族を相手に行う
会　話	短い会話単位の連鎖
話　題	客観的知識
身体的相互作用	非対面的
仲介物	相互作用の仲介物として人工物や動物を使う
コミュニケーション媒体	書き言葉，指さし，音楽(特に重度自閉症児の場合)
情動の強さ	感情表現は控えめ
テンポ	中くらいから速め

ASDという概念が、個人の側に帰属されるショウガイではなく、置かれた社会環境に依存する障害を記述しているとするならば、社会環境の変化を鋭敏に反映してASDの診断率が増加するという、先ほど紹介した事実は不思議なことではなくなる。ASD概念が生物学的なショウガイを記述したものだという誤解に基づくと、ASDの急増が「謎」になるに過ぎない。ヴェルホフは、ASD概念を生物学レベルに限定して捉えることは、ASD概念が、「子どもが世界に対してもつ関係の中で、異常なもの、有害なもの、障害であるものとは何かに関するその時代の考え方」に根本的に依存しているという事実を見えなくさせる

と主張している。[10]

ヴェルホフは、七〇年超にわたるＡＳＤの学説史を紐解《ひもと》くことで、生物学的な概念としてのＡＳＤの輪郭が、実は、その時代ごとに人々が、子どもとその行動に関して暗黙のうちにもっている「規範性を帯びた期待」に依存して流転し続けてきた事実を明らかにした。ヴェルホフによれば、その期待とは「人はいかに他人と相互作用するか」「いかに友達を作るか」「いかに世間話をするか」「いかに楽しみを共有しようとするか」「いかに共感するか」「いかに暗黙の社会規範を理解するか」に関するものだが、こうした事柄に関する社会のニーズと不満は常に流動しており、だからこそＡＳＤをぴったり固定することは必然的に困難なのだという。遺伝子も、神経過程も、認知理論も、ＡＳＤの可変性に対しては何もできないとヴェルホフは強調している。このヴェルホフの主張は、「ＡＳＤは生物学的なショウガイではなくむしろ障害だ」という先ほどの主張と、同じ内容といえるだろう。

現在のＡＳＤ概念は、障害を記述したものであるのに、ショウガイを記述した概念として使われているということを見てきた。すでに詳しく見てきたように、障害をショウガイと同一視する考え方は、医学モデルと呼ばれるものである。現在のＡＳＤをめぐる研究や支援の状況は、ＡＳＤ概念の中に存在するこの矛盾によって、いまだに一九八〇年代以前の医学モデル的な枠組みの中に置かれており、そのせいで、ＡＳＤは取り除くべき個人の特徴とみなされ、支援の内容も既存の社会環境に過剰適応させようとするものに偏りがちになっているのではないか。

これが、本書の問題意識である。

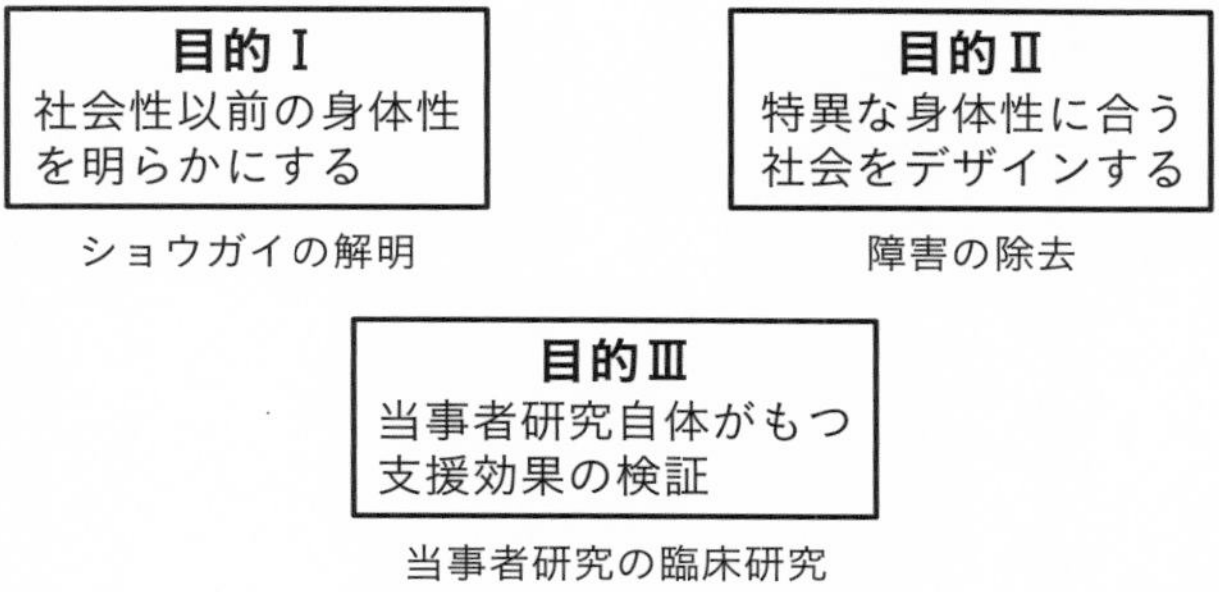
目的Ⅰ
社会性以前の身体性を明らかにする
ショウガイの解明
目的Ⅱ
特異な身体性に合う社会をデザインする
障害の除去
目的Ⅲ
当事者研究自体がもつ支援効果の検証
当事者研究の臨床研究

図10　ASD当事者研究の目的

三つの研究目的

以上のような問題意識に立って、筆者らは三つの研究目的を設定した(**図10**)。一つ目は、コミュニケーション上の困難の手前に存在する、見え方、聞こえ方、身体の感じ取り方といったショウガイ(impairment)を調べようというものである(目的Ⅰ)。次に二つ目の研究目的は、そうしたASDのショウガイ理解を踏まえたうえで、では社会がどのように変われば障害(disability)は減るのか、言い換えれば自閉的社会性のより詳細な記述を目指すというものになる(目的Ⅱ)。そして最後の三つ目の目的は、筆者らが採用している当事者研究という取り組みが、それ自体、当事者にとって生きやすさにつながるのかどうか検証をするというものである(目的Ⅲ)。

本章では目的Ⅰの進捗を報告するが、その前にまず、筆者や綾屋紗月が当事者研究を行う際に留意したいくつかの概念上、方法論上の事柄について説明を加える。

二つの留意点

まず、「目的Ｉ　社会性以前の身体性を明らかにする」という課題に取り組むうえでは、二点ほど留意しなくてはならない点があった。

一つ目は、一般論として障害とショウガイは一対一に対応していないという点である。たとえば、「移動の困難」は障害の一種だが、移動の困難を経験するショウガイには、「足が動かない」というものだけでなく、「目が見えない」なども含まれる。逆に、「目が見えない」というショウガイの持ち主が経験する障害は、「移動の困難」だけでなく、「情報取得の困難」など、いくつもあるだろう。

もしもＡＳＤが障害を表現した概念であるという前節の見立てが正しいならば、ＡＳＤと診断される人々のショウガイは、十人十色なものになるということが容易に予想される。事実ハッペらは、二〇〇六年に「自閉症に対する単一の説明を行うことをあきらめるときが来た」という挑戦的なタイトルの論文を発表した。この論文の中で彼らは、遺伝子に関する家族研究や双生児研究、神経画像研究に基づき、ＡＳＤの中核症状をすべて説明してくれるような単一の遺伝子または神経解剖学的な根拠を探すのは無駄であると主張した。同じくバロン＝コーエンらのグループも、ＡＳＤという広いラベルを使用して中核的特徴を同定しようという試みは、ＡＳＤ内部の多様性の存在を乗り越えるものではないと主張している。[11]したがって、目的Ｉに挑戦しようとする場合にも、「ASDのショウガイは何か」という問いを立てるのではなく、「ASDと診断されている○○さんのショウガイは何か」といった形で、**一人ひとりに固有の身体的特徴を研究対象としなくてはならない**。

二つ目の留意点としては、第3章でも当事者研究の方法として説明したとおり、目的Iに挑戦するためには、置かれた環境が変わり続けても、比較的持続している自己の変わらぬ特徴(不変項)に注目する必要があるというものである。むろんどの身体にも、環境に応じて変化する「可塑《かそ》性」という特徴が備わっているので、ある程度の時間が経過すると、環境に影響を受けて身体のショウガイも変化しえる。先ほど、社会環境に依存しないショウガイと、社会環境に依存して変化する障害という区別で説明したが、長いスパンで見ればショウガイも環境に依存して変化するので、正確な表現ではなかったかもしれない。より正確には、社会環境の変化に伴い、間髪を容れずにたちどころに変化するのが障害である。障害は、環境と身体の接触面で生じるものなので、環境が変わるや否や、時間を置かずに変化するという点が、時間をかけて身体の内でじわじわと生じるショウガイの環境依存的な可塑的変化と異なる点である。「持続している自己の不変項」という表現ではなく、「比較的持続している自己の不変項」という表現をしたのはそのためである。

先ほど、社会モデルに基づくASD研究を実現するためには、ショウガイと障害を区別することが肝要であると述べた。しかし、この区別は簡単なものではない。置かれた状況に応じて

表3　綾屋と筆者が発表した主要な当事者研究(2008-2013年)

通状況的に繰り返される多数派とは異なるパターンの抽出

綾屋紗月・熊谷晋一郎(2008)『発達障害当事者研究：ゆっくりていねいにつながりたい』

綾屋紗月・熊谷晋一郎(2010)『つながりの作法：同じでもなく 違うでもなく』

綾屋紗月(2010)「うまく話せない当事者研究」

綾屋紗月(2011)「発達障害当事者から：あふれる刺激　ほどける私」

一回性の出来事の物語的な統合と回復

綾屋紗月(2011)「痛みの記憶：成長の終わり　いまの始まり」

綾屋紗月(2013)「当事者研究と自己感」

綾屋紗月(2013)「アフォーダンスの配置によって支えられる自己：ある自閉症スペクトラム当事者の視点より」

時々刻々と変化する不自由や不利益の部分(障害)と、あまり社会環境に依存せずゆっくりとしか変化しない不変項(ショウガイ)とを区別するためには、なるべく長時間、継続的に本人を観察し続ける必要がある。そして、もっとも本人のことを長時間継続的に観察できるのは本人自身であり、次いで共同生活者ということは自明であるから、**本人と身近な他者が研究主体にならなくてはならない。**

以上より、本人と身近な他者が研究主体となり、本人固有の身体性を対象に研究を行う必要があるということが導かれたわけだが、この条件を満たす研究方法として筆者らが採用したのは、当事者研究だった。**表3**は、この方法による主要な発表を列挙したものである。本書ではその内容を詳しく紹介することはしないが、関心のある読者は原著を参照してほしい。次節では、こうして蓄積されたASDの当事者研究と、従来の先行研究との統合によってどのような仮説が導かれたかについて説明する。

4-3 当事者研究と先行研究の統合から導かれるASDに関する仮説

筆者らは、前節で述べた三つの目的と二つの留意点、そして第3章で述べた方法に従いながら、ASDについての当事者研究を進めてきた。それと並行して、医学や認知科学、社会科学の領域において日進月歩で展開している近年のASD研究にも目配りを行ってきた。そして、当事者研究と先行研究とを対応づけながら、ASDに関する仮説を導いてきた。

次節以降では、こうして導かれた仮説の検証について詳しく述べていく。それに先立って本節では、どのような当事者研究と、どのような先行研究の組み合わせから、どのような仮説を抽出したかについて説明を行う。

しかし、当事者研究と先行研究を組み合わせるという課題は、簡単なものではない。なぜなら、先行研究にも膨大な内容があり、分野ごとに記述しようとする対象や観点が異なるからである。第3章では、当事者研究は、自己のパターンと物語を記述しようとする研究だと説明したが、先行研究の中から、これに対応づけることのできるような研究対象を探究している分野をまず特定する必要がある。

筆者らは、パターンと物語という、自己を定義する二つの知識が、当事者研究において探究される対象であるだけでなく、主観的な意識経験を研究対象とする様々な分野において、意識経験を構成する二つの基礎的なフォーマットとして考えられてきたことに注目した。たとえば主観的な意識経験を分類したタルヴィングは、意識をそのフォーマットによって、アノエティック・レベル（anoetic level）、ノエティック・レベル（noetic level）、オートノエティック・レベル（autonoetic level）に三分類している。[12] 大雑把にいうと、前二者はパターンに相当し、最後の一つは物語に相当するものといえよう。したがって、当事者研究と先行研究を同じ土俵の上で比較検討し、組み合わせていくための共通の枠組みとして、この三つのレベルを利用してみることにした。

以下、それぞれのレベルがどのような意識経験を意味するのか[13]、そしてそれぞれのレベルにおいてＡＳＤに関する当事者研究や先行研究でわかってきたことについて、説明を行う。

アノエティック・レベルの知見と仮説

●アノエティック・レベル

アノエティック・レベルの意識経験とは、呼吸の仕方、咀嚼《そしゃく》や嚥下《えんげ》の仕方、内臓の動かし方、歩き方、自転車の乗り方、泳ぎ方など、人が生得的にもっていたり、または学習によって獲得したりした、**意識にはのぼらないけれども体が覚えている知覚運動パターン**を介して、「いま、ここ」の環境と相互作用をとりもつことに伴って生じる意識経験である。

パターン通りに環境との相互作用が進行している間は意識経験を伴うことはないが、パターンが乱された瞬間に〈乱されたパターン〉と〈乱した対象〉の二つが、意識経験として発生する。〈乱されたパターン〉は、この意識経験が、山田さんの意識経験でも、斎藤さんの意識経験でもなく、他ならぬ私の意識経験であることの基盤となり、〈乱した対象〉は、「何を意識しているか」の内容に対応する。それぞれ、誰に所有される、どのような意識なのかを決めるわけである。

実際には、身体や環境には常に、大なり小なりパターンからの逸脱が発生し続けているため、アノエティック・レベルの意識はとびとびに発生するというより、ほぼ連続した流れとして体験されることになる。ここでは、アノエティック・レベルの意識を図《ず》としたときに、地《じ》の部分には広大な無意識の知覚運動パターンの領域が存在しているという点が重要である。そして、ショウガイ(impairment)をもつということは、多数派とは異なる地(無意識の知覚運動パターン)をもつということでもあり、その結果、同じ環境に置かれても、地からの逸脱としてのアノエティック・レベルの意識内容が多数派と異なるものになる可能性があるということになる。さらにいえば障害(disability)とは、自らの固有のパターンがそれに合わない環境によって乱される現象ともいえる。

●外的環境との相互作用におけるアノエティックな意識の過剰

たとえば外的環境との、知覚運動パターンを介した相互作用の例としては、「ペンやコップを取る」といった到達運動と呼ばれる運動がある。先行研究では、多数派の到達運動のパターンに関しては、一定の特徴が存在していることが知られており、眼球運動や書字などの微細なものから、全身運動のような粗大なものに至るまで、(1)手先の軌跡は始点と終点を結ぶおよそ直線になること、(2)速度は運動開始時にゆっくり立ち上がり、ほぼ中央で最大値を取り、終点に向けてゆっくり減速する釣鐘《つりがね》型の速度形状であり、速度が時間の四次関数で表現されること、という二つの特徴が観察される。

この釣鐘型の速度形状がどのような原理に基づいて形成されるかについて、ハリスとウォルパートは、筋肉や神経細胞の活動に内在する生物学的なノイズのもと、目標点の周りでの手先のばらつきを最小にする条件が満たされたときに、釣鐘型の軌道形成が実現されるという「最小分散モデル」を提案した。[14] 逆に、いまだ十分にばらつきの最小化に至っていない、いわば慣れていない「意識的な」動きは、釣鐘型の軌道から外れるということを意味する。

一方、ASD者の到達運動については、投球や書字のときの力や方向が多数派と異なることが報告されている。さらにASD者は、他者の全身運動や片手運動を見ているときに、釣鐘型の速度形状から逸脱したことに気づきにくい傾向があるともいわれている。クックらは、AS

D者の到達運動が釣鐘型の速度形状パターンから乖離《かいり》しており、その乖離の度合いが、ASD傾向の強さや、バイオロジカル・モーション同定——環境中の「動くもの」の中から、意図性をもって動く生物的な動きをピックアップする過程——の成績の低さと有意に相関していることを報告した[15]。

最小分散モデルをふまえると、ASD者におけるこのような運動パターンの特徴は、軌道形成においていつまでもばらつきが最小化せず、習慣化や無意識化が生じにくいということを示唆しているのかもしれない[16]。このことは、先ほどの図——アノエティック・レベルの意識——と、地——無意識の知覚運動パターン——になぞらえて解釈すると、ASDとされる人の中には、〈地からの逸脱＝図〉が高頻度に発生し、いわば**アノエティックな意識の過剰**とも呼べる状況が起きている可能性を示唆するものといえるかもしれない。

●顔の認知と声の制御

当事者研究においても、外的環境との相互作用における、知覚運動パターンの特異性が報告されている。ここでは、対人関係においてしばしば問題となる、顔の認知と声の制御の二つについて、簡単に紹介しよう。

まず顔の認知について、先行研究では、ASD当事者の対人関係における困難の背景にある要因の一つとして、表情認知の問題が指摘され、側頭葉にある紡錘状回《ぼうすいじょうかい》の非典型性と関連づけられてきた。しかし、こうした表情認知の困難がどのような過程で生じるのかは、ほとんどわかっていないのが現状である[17]。

当事者研究の中で綾屋は、表情が把握しにくい理由について、人の顔を部分情報で細かく記憶しがちであり、顔の全体像は曖昧に記憶しているからではないかという仮説を報告した。以下はその報告からの抜粋である[18]。

私は人の身体的特徴を目、鼻、口、指、皮膚、毛といった部分情報で細かく記憶しがちであり、顔や姿の全体像は曖昧に記憶している。その結果、見慣れた親しい人であっても、たまに〝引き〟でその人の全体像を見てしまうと、急に「この人は誰?!」と不安になる。また、その場にいない知人について「彼はどんな人ですか?」と問われた際、「大きくてがっちりした真面目な感じの人です」という全体像で説明すればわかりやすいところを、私の場合はパーツがたくさん想起され、どこから説明すればよいかわからずにしばらく口ごもることになる。挙句、「笑う前に一瞬、左の頬にエクボができる人です」と言ってしまったりするのである。

筆者らはその後、こうした特徴がどのような知覚運動パターンの特徴を反映したものなのか、綾屋以外のＡＳＤをもつ人々にも共通して認められる特徴なのかについて、検証実験を行った。

その内容は、後述することにする。
声の制御も、他者とのやりとりにおいて大きな影響を与えるものである。実際、コミュニケーション場面において、綾屋が長年抱えてきた一番の困難は、発声調整にまつわるものだったという。綾屋は年を重ねても、高い声、低い声と、自分の意思にかかわらず勝手に変動する声に対して同一性を感じられずにいた。[19]
綾屋によれば、こうした発声に関する困難を抱えていると、他人と会話する場面で、多くの人が無意識的に行える発声の調整を意識的に行うことになるという。多くの人にとって地となるべき知覚運動パターンが、図として意識的制御の対象となることで、「話すべき内容を思考すること」と「発声運動の調整をすること」のどちらに対しても意識的な制御を必要とし、運動制御と思考が直列化するため、何を話すべきか見失いやすくなってしまうと綾屋は説明している。[20]
綾屋と筆者は、自分の声に限らず、運動に伴って生じる感覚フィードバック全般の予測誤差（自分の出した運動指令から予測される感覚入力と、実際に戻ってきた感覚入力との差）に気づきやすいという特徴が、こうした現象を引き起こすのではないかという仮説を提案した。[21] 予測誤差というのは、地からの逸脱に他ならないので、この仮説は先述の、〈地からの逸脱＝図〉の過剰と同じものといえるだろう。これについても、筆者らは検証実験を行ったが、その詳細も後述する。

●模倣における侵入と感染

さて、先述したクックらの知見は、ＡＳＤ者がもつ個性的な運動パターンが、他者の意図的運動（バイオロジカル・モーション）の同定が困難になるという、他者にまつわる意識経験の内容における特異性と関係することを示している。実際、到達運動をするときに動員される脳領域のうちの多くは、他人が同じ運動をしているのを観察しているだけでも動員されることが知られており、このような脳領域はミラー・ニューロン・システムと呼ばれている。[22] そのうえで、ＡＳＤではミラー・ニューロン・システムの傷害によって先述した同定の困難が引き起こされているという説明がなされることもある。

ただしここでも社会モデル的な留保が必要だろう。もしも、自己運動制御に利用する神経回路が、他者の意図的運動の同定にも流用されるのだとすれば、類似した運動パターンをもつ者同士であれば、相互の運動の同定ができる可能性も残っている。実際に綾屋は、聴覚障害や脳性まひといったマイノリティ属性をもつ人々の動きや発声の中に、頭では「真似をするなんて失礼だ」と感じているのに、それを押しのけてでも自分自身の身体が模倣をしたがる動きが存在していることを、以下のように述べている。[23]

私は高校卒業前まで「健常者」と呼ばれる人たちのみに囲まれていた。（中略）彼らからの他者像の侵入は、私の身体が「その動きは私ではない!」と拒否しているのにもかかわらず無理やり動かそうとするものだった。その後、高校を卒業した私は吸い寄せられるようにして、聞こえない人たちや脳性まひの人たちのコミュニティへと向かい、共に活動してきた。するとそこでもやはり、彼らの話し方や所作が入り込み、私を動かそうとした。

とはいえ「健常者」の動きが侵入してくるときと決定的に異なる点があった。それは、聞こえない人たちや脳性まひの人たちの動きの場合、自分の身体が「その動きは私のものだ!」という快の感覚を持ちながら動かそうとしていた点である。しかし私はそのたびにひどくとまどった。自分の症状を表す概念に出会っていなかった当時の私は、「私は一応、聞こえるし歩けるし話せるのだから、彼らの動きが自分にぴったりだと感じるのはおかしいし、うっかり真似したら失礼である」としか考えられなかったからである。結局私はここでも「その動きを取り込みたい」という身体の声を否定し、入り込んできた他者の動きを追い払おうとし続けていた。

しかし当事者研究以降は、その身体の声を肯定し、聞こえない人や脳性まひの人の動きを、確かに自分の動きのモデルとして取り込んでもいいと、許可を出せるようになった。

(中略)

このように身体が拒否するのではなくGOサインを出す場合のことを、動きの「侵入」ではなく「感染」と言い分けたいと思う。動きの感染とは、決して無関係な他者の動きのモノマネではなく、自分の中にあるもやもやとしてつかめずにいた感覚を「確かにあるもの」として、似た身体を持った他者に承認されることだと私は考えている。

ＡＳＤをもつ人々は、意図性をもった動き（バイオロジカル・モーション）を認識することに困難があるといわれ、そのことが模倣や共同注意（複数の人が、同一の事物に注意を向けること）の困難の一因とみなされてきた。しかし綾屋によれば、模倣やバイオロジカル・モーションそのものが困難なわけではなく、むしろ、他者の言動を不適切なタイミングで模倣してしまいそうになる自分を必死で止めようとしているのだと言う。綾屋はそのような状況を、他者の言動の**侵入**と表現している。綾屋のこの報告は、ＡＳＤ児者によく認められる、他者の音声を文脈に沿わない形で、極めて正確に模倣するエコラリアという現象と整合的なものである。また最近では、ＡＳＤにおいては、模倣を担当するといわれるミラー・ニューロン・システムに一貫した傷害はなく、むしろ状況に応じて模倣を制御する機能に困難があるとする説も提案されており、単純にバイオロジカル・モーションの同定や模倣に困難があるとはいえないと、多くの研究者は考え始めている。(24)

右の綾屋の報告で特筆すべきなのは、他者の動きの侵入とは別に、自分の身体そのものが模倣を求めるような他者の動きがあるという点である。どうやら様々な運動パターンの中に、綾屋の身体が望まないにもかかわらず模倣を強いられるものと、綾屋の身体が積極的に模倣をしたがるものとがあるようなのだ。後者のような動きに関して、綾屋は、他者の動きが**感染**するという表現をしている。綾屋のいう侵入と感染の違いについては、筆者の知る限り研究がなされていない。しかし、社会モデルの観点から模倣障害を捉えなおすならば、ASD者の中には、模倣そのものが困難なわけではないけれども、自分自身の身体が望む運動パターンと、周囲の多数派の運動パターンとの間に乖離が生じており、不快な侵入を防ぐために多数派の動きの模倣を積極的に抑制している人がいる可能性も考慮に入れなくてはならないだろう。そして、目的IIの快適な社会環境のデザインを考えるうえでは、各々のASD者にとって快適な運動パターンを是とする社会環境を検討しなくてはならないということがわかる。

●感情

さて、到達運動における知覚運動パターンは、横紋筋《おうもんきん》の運動(体性《たいせい》運動)と、五感からの知覚(外受容感覚)や筋骨格系からの知覚(自己受容感覚)を通じた、**外的環境**との相互作用に関わるものだった。しかしアノエティックな知覚運動パターンにはそれ以外のものもある。人は、体の内側にある胃腸や心臓、肺などの臓器に対して、運動を出力し(臓性《ぞうせい》運動)、知覚を入力(内臓感覚)している。

このような知覚運動パターンを介した**内的環境**との相互作用は、感情という現象と深くかかわっているといわれている。たとえばセスらは、「感情とは、解釈された内臓感覚である」という「二要因説」を採用し、その神経基盤モデルを提案している[25]。「胸がドキドキする」という一つの内臓感覚も、誰かに殴りかかられそうになっているという外的環境に関する視覚情報と合わせて入力されれば恐怖という感情をもたらすが、恋い焦がれる誰かがそばにいるという視覚情報と合わせて入力されれば恋愛感情と解釈される(図11)。つまり、自己の感情を把握することは、自分の内臓感覚を「臓性運動―内臓感覚―体性運動―外受容・自己受容感覚」という、身体内外の複数の情報が織りなす知覚運動パターンの一部に位置づけることを意味する。これが、「感情は、内的環境の情報を、外的環境の情報(文脈)によって解釈したときに生じる主観的経験である」という二要因説になる。

この、内外を貫く知覚運動パターンの獲得によって生じるのは、自分の感情だけではない。他者の感情を推測する際にも、このパターンが利用されるといわれている。他者も自分と同じ知覚運動パターンをもっているという前提を置くことで、観測可能な他者の言動の「外受容感覚」をもとに、隠された相手の「臓性運動―内臓感覚―体性運動―外受容・自己受容感覚」全体を推定することが、他者への共感に他ならないからである。

シラーニらは、ASD者は定型発達者に比べ、自分の感情への気づきにくさを表す「失感情症」の度合いが有意に高く、他者への共感の高さを表す対人反応性指標が有意に低いことに加えて、二つの得点間に相関があることを報告した[26]。このことは、ASDにおいて「臓性運動―内臓感覚―体性運動―外受容・自己受容感覚」レベルの知覚運動パターンに特異性がある可能

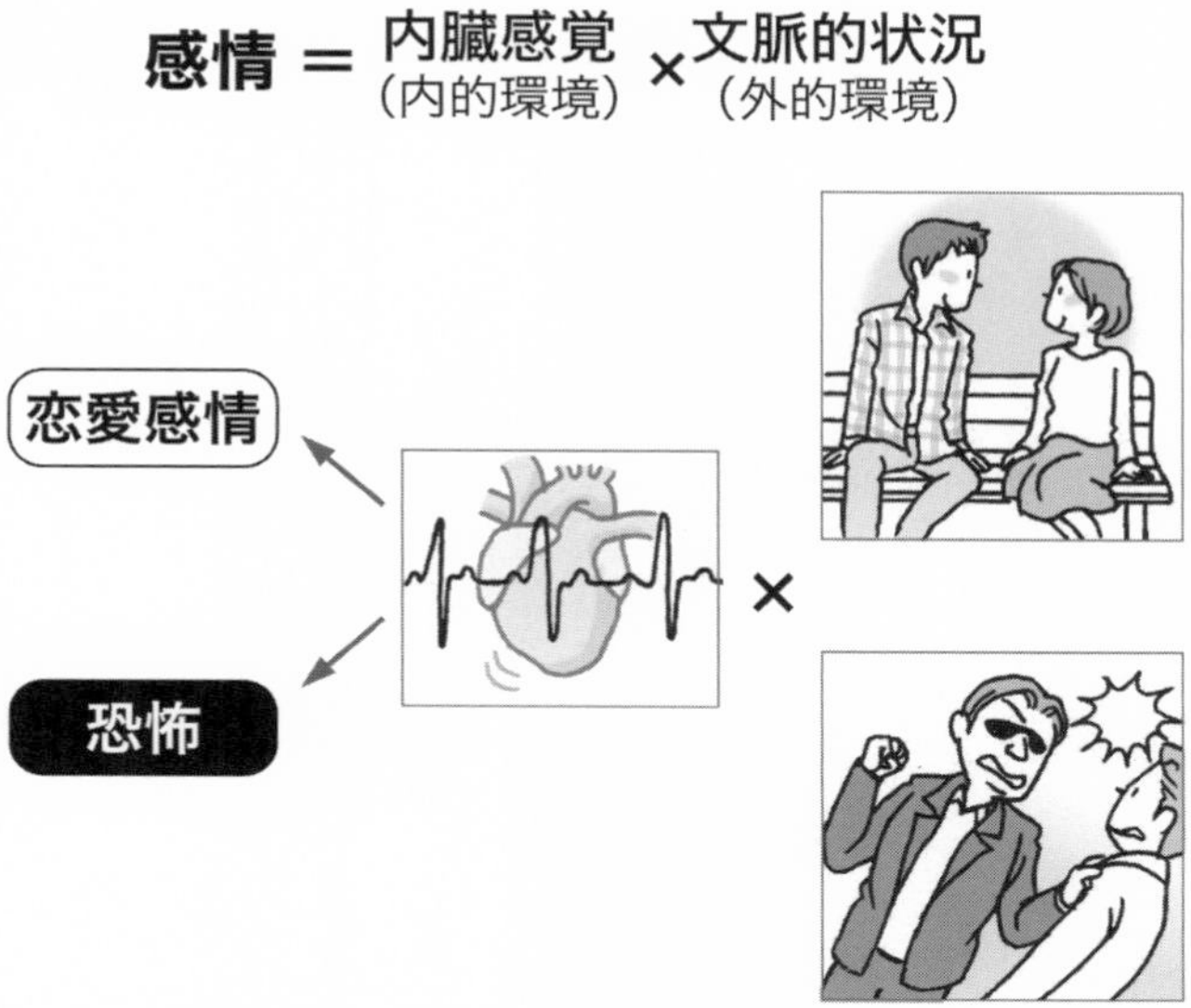

図 11 「感情とは，解釈された内臓感覚である」（感情の二要因説）

性を示すだけでなく、他者の感情の同定が、自己の感情の同定と表裏一体であることを傍証する知見といえる。

●内的環境との相互作用におけるアノエティックな意識の過剰

計算論的神経科学の分野で高名なフリストンらは、ASDにおいて内臓感覚が「臓性運動―内臓感覚―体性運動―外受容・自己受容感覚」レベルの知覚運動パターンの一部として解釈できない理由の一つに、内臓感覚の予測誤差の感度の亢進《こうしん》があるのではないか、と主張している。この考えが正しいとするなら、アノエティック・レベルでの〈地からの逸脱=図〉の過剰は、視覚や音などの外受容感覚だけでなく、内臓感覚においても生じている可能性があるわけだ。それを裏付けるように、ショーダーらは、ASD児は、定型発達児と比べてより長い時間自己心拍を意識的に追尾できることを報告した[27]。

こうした研究を予感するように、二〇〇八年に綾屋が世に問うた初めての著作『発達障害当事者研究』の冒頭の文章は、以下のようなものだった[28]。

体中がどくっどくっと脈打っている。頭髪の生えている部分がかゆい。首筋から肩にかけて重い。胃が動かずに固まっている。左下腹部に空気が溜まっている。足の指先が痛い……。

私の体は、つねに細かくて大量の身体の感覚を私に届けつづけている。その情報量の多さに私は圧倒されわずらわしく思いながらも、身体の訴えを一つひとつ聞き、その原因を探り、対処していく作業に追われている。

しかし、「臓性運動―内臓感覚―体性運動―外受容・自己受容感覚」レベルの知覚運動パターンの特異性が、他者への共感の困難につながるという説にも、先ほどの意図的運動の同定と同じく、社会モデルの観点から留保をする必要があろう。自助グループや当事者研究などでは、ASD者同士が互いの経験を聞いて共感し合うことは全く珍しいことではなく、「臓性運動―内臓感覚―体性運動―外受容・自己受容感覚」レベルの知覚運動パターンが類似しているならば、ASD者同士であっても共感が生じる可能性があるといえる。そしてまた、類似した他者からの共感を通じて、自己の感情に初めて気づくということも、一般に珍しいことではない。

●感覚過敏と予測誤差への過敏

「臓性運動―内臓感覚―体性運動―外受容・自己受容感覚」レベルの知覚運動パターンに特異性があると、到達運動や、自他の感情同定の困難以外にも、感覚過敏や鈍麻と呼ばれる現象が生じる。たとえば、綾屋は視覚過敏について以下のように記述している。[29]

視覚において情報が多すぎて処理できないと感じるとき、私は何が見えているのかを判断できなくなっている。影になっている黒い部分とそうでない部分のコントラストがより強く感じられ、色つきの陰影としてのみ飛び込んでくる。

人には、眩しい光(外受容感覚)に対して、黒目(瞳孔)の大きさを絞る反応(臓性運動)で応じるという知覚運動パターンが備わっている。これを対光反射という。ダルワットらは、ＡＳＤ児において対光反射が減弱していることを報告しており、平均心拍数(臓性運動)が高いほどその減弱の程度が大きいことを示した[30]。このことは「臓性運動―内臓感覚―体性運動―外受容・自己受容感覚」レベルの知覚運動パターンの特異性が、視覚過敏の原因の一つになりうるということを教えてくれる。

またムロウらは、脳の活動をｆＭＲＩという機械を用いて調べた実験によって、内臓感覚を入力する島皮《とうひ》質《しつ》と呼ばれる脳部位や、臓性運動を出力する前部《ぜんぶ》帯状回《たいじょうかい》という脳部位の活動の大きさが、五感の種類によらず、ボトムアップの顕著性――背景的・予測的な感覚運動的レイアウトから逸脱した刺激であり、アノエティック・レベルの意識の強度と解釈できるもの――と相関していることを示した。ウルスパーガーらも、前部島皮質の活動度は、五感の種類を超えた感覚の「量」を表象している可能性があると述べており、フリストンらの指摘した内臓感覚の亢進が、アノエティック・レベルの意識強度を全般的に高めさせ、視覚や聴覚、触覚、嗅覚といった外受容感覚についても感覚過敏をもたらす可能性が示唆されている[31]。外部環境から五感を通じて入ってくる感覚の主観的な強烈さというのは、その感覚によって自らの内部環境（内臓）がどれほど攪乱《かくらん》されたかによって表現されている、と解釈することもできるかもしれない。

内臓感覚の亢進は、外受容感覚への過敏だけでなく、外受容感覚の予測誤差の感度にも関連しているようだ。すでに声の制御に関する当事者研究において、音声という外受容感覚における予測誤差の過敏さについての仮説を述べたが、内臓感覚の亢進を意味する前部島皮質の活動は、外受容感覚の量だけでなく、外受容感覚の予測誤差とも関連するといわれている[32]。**内部環境における〈地からの逸脱＝図〉の過剰は、外部環境における〈地からの逸脱＝図〉の過剰をもたらす**とも言い換えられる。あるいは、**〈乱されたパターン〉の乱れ具合と〈乱した対象〉の強度は相関するものとして認識される**とも解釈できるかもしれない。

●パーソナルスペース

「臓性運動—内臓感覚—体性運動—外受容・自己受容感覚」レベルで統合される知覚運動パターンは、感情を表象するだけでなく、「自分の縄張りはこの範囲」という情緒的な空間領域である「パーソナルスペース」も表象していると考えられる。人は、自分のパーソナルスペースに他者が侵入した場合に、敵意や不快感、場合によっては愛着など、情緒的な反応を引き起こされ、何らかの行動を促される。これは、自分を中心とした空間が、単に体性運動と外受容感覚の組み合わせによって構築される幾何学的な表象ではないということを意味する。そこに他者が侵入した際には、臓性運動や内臓感覚が惹起される特別な部分空間として、パーソナルスペースが「臓性運動—内臓感覚—体性運動—外受容・自己受容感覚」レベルで表象されているのである。

すでに4-1節でも述べたとおり、ASDの診断基準には、社会的接近の様式における非典型性が報告されている。しかしその非典型性がどのような理由で起きているのかについては、ほとんどわかっていない。

綾屋によれば、初めて幼稚園に行ったときからずっと、たくさんの子どもたちと一緒に遊ぶということが向いておらず、まるで大きな透明のガラスが、自分と周囲の子どもたちの間にあるかのように感じていたという[33](図12)。ところが、自分でも予測できないようなタイミングで、時々ふっとガラスがなくなり、大きな音が飛び込んできたり、気持ち悪い模様を見つけたり、触られたり、話しかけられたりするために、綾屋はいつガラスがなくなるのかわからないまま、集団生活の中ではいつも怖くて体をカチコチにしていた。おそらくそのような主観的世界にいたとしたら、社会的接近の様式が独特なものになっていたであろうことは容易に想像される。

筆者らは、こうした綾屋の経験の背後に、いわゆるパーソナルスペースの非典型性があるのではないかと考えた。その結果に関しても、次節で詳しく紹介することにする。

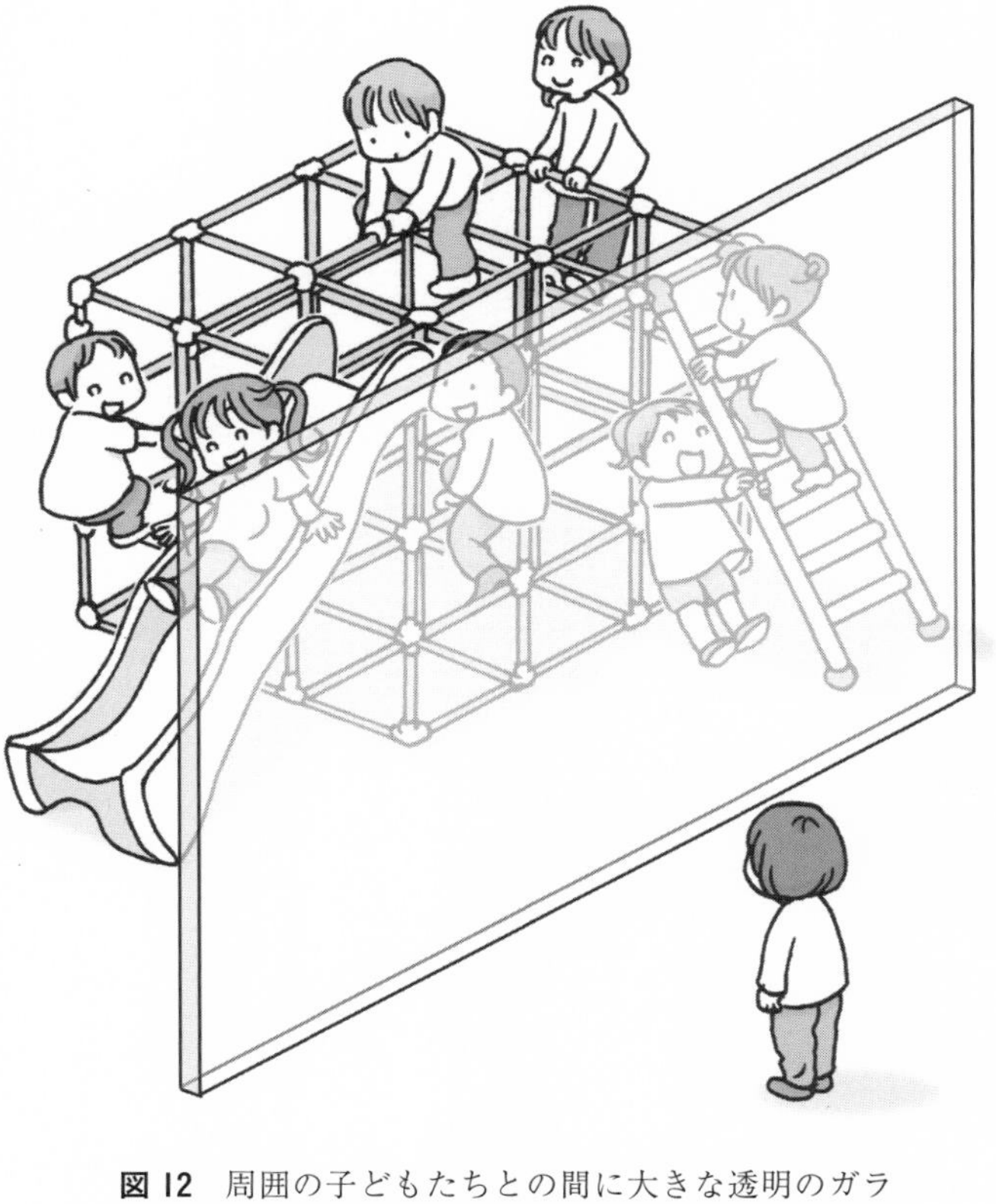

図 12　周囲の子どもたちとの間に大きな透明のガラスがあるかのように感じていた

●内発する意図の立ち上がり困難と感覚鈍麻

「臓性運動―内臓感覚―体性運動―外受容・自己受容感覚」レベルの知覚運動パターンに特異性があると、感覚過敏や予測誤差の過敏、パーソナルスペースの変化が起きるだけではない。綾屋によれば、内発する意図（綾屋はそれを〈したい性〉と呼ぶ）の立ち上がりの困難も、「臓性運動―内臓感覚―体性運動―外受容・自己受容感覚」レベルのパターン統合の困難から引き起こされるという[34]。

細かくてたくさんの身体内部の情報と身体外部の情報の「需要と供給」のすりあわせが完了することによって、ようやく私の〈したい性〉がまとめあがるのだが、これはとても時間がかかったり、まれだったりするわけである。

綾屋は、この〈したい性〉のまとめあげ困難こそが、周囲からは「感覚鈍麻」として観察される行動表出の原因になっているのではないかと提案している[35]。

私の感覚だと、「感覚鈍麻」といわれている状態は、細かくて大量である身体内外の感覚が、なかなか意味や行動としてまとめあがらない様子のことを指しているのだと思う。

たとえば、私自身は身体の空腹感や体温変化をまとめあげるのに時間がかかる。ほかにも尿意がまとめあがりにくいため時間で決めてトイレにいく人や、新陳代謝の感覚に関してまとめあがりにくく不衛生になりがちな人、生理の感覚がまとめあがらず、人に指摘されて恥ずかしい思いをする人などの経験談を、自閉圏当事者の集まりで聞いたことがある。

このようなときには目に見える行動や表出がなく、一見ボーッとしているように見えるため、「感覚鈍麻」とみなされるのであろうが、むしろ(中略)、細かくて大量な、あちらこちらからの身体感覚にとらわれている可能性が高い。一方「感覚過敏」といわれている状態は、多くの人が潜在化しがちな身体内外からの感覚を絞り込めず、そのまま拾ってしまい、それらをパニックなどのかたちで表出してしまう様子を指しているのだろう。たとえばエアータオルの音に耳を塞いで逃げ出したり、街中のたくさんの看板に怯えたりすることなどが、これに当たると思われる。

とはいえ、感覚過敏と感覚鈍麻のあいだには、それほど本質的な違いはない。どちらも「身体内外から細かくて大量の情報を感受し、それを絞り込み、まとめあげることがゆっくりであるために生じている」という一言で説明がつくのである。

こうした綾屋の仮説を裏付ける知見として、ＡＳＤでは、内臓感覚や外受容感覚への過敏さがある一方で、口渇感、空腹感、満腹感、体温など、内臓感覚を特定の外受容感覚や体性運動

（対処行動）と結びつけることによって生じる高次の感覚に関しては、ＡＳＤ者の方が気づきにくいという報告もなされている。[36]

綾屋によると、〈したい性〉のまとめあげ困難によって行為が滞ることを避けるために、内発する意図を待たず、外的なルール（綾屋はそれを、〈します性〉と呼ぶ）を適用することで日常生活を遂行しているという。[37]

〈したい性〉がまとめあがるのをのんびりと待つわけにはいかない。

そこで「食べることになっている」「食べます」としておくのがいちばん手っ取り早いし、安全だということになる。（中略）

たとえば、（中略）時刻で行動を規定し、「一二時です。昼ごはんを食べます」という〈します性〉にしておく。

先行研究でも、ＡＳＤ者では、感情的な価値（何に価値があるのかを決めるのも、元をただせば、その大部分は内臓感覚に起源があるといえるだろう）に基づくのではなく、ルールに基づいて意思決定を行う傾向があるという知見もある。[38]

ただし、ここでも社会モデルの観点を忘れるわけにはいかない。多くの人々が共有する「臓性運動―内臓感覚―体性運動―外受容・自己受容感覚」の統合パターンも、定型発達者の身体に合わせてデザインされており、それゆえにそのデザインになじまない身体をもつＡＳＤ者は、内発する意図の立ち上がりに困難を抱えている可能性がある。

内発する意図を表現する語彙、たとえば、「食べたい」に着目してみよう。綾屋は、ある種の内臓感覚がざっくりと「空腹感」と解釈され、何でもいいから「食べる」という運動や「食べたい」という内発する意図と連結される定型発達者のパターンに違和感を覚えると述べる。綾屋の場合、舌は「辛いもの」、のどは「飲み込みやすいもの」、胃は「膨れるもの」、腸は「消化しやすいもの」、皮膚は「温かいもの」を欲しがるというように、各々バラバラな運動や意図と連結しようとするため、単一の空腹感として統合されることはむしろまれだという(39)。

「臓性運動―内臓感覚―体性運動―外受容・自己受容感覚」レベルのアノエティックな統合パターンは、しばしばそれ以上は分節化されない最小単位の概念カテゴリーとして言語化される。たとえば、「歩く」という動詞が意味する知覚運動パターンは、大腿四頭筋《だいたいしとうきん》や腸腰筋《ちょうようきん》など膨大な筋肉の知覚運動と、呼吸や心拍のリズムが見事に調和して成し遂げられるものだが、私たちはこうした細かい知覚運動経験を意識にのぼらせることなく、「歩く」をそれ以上分節化されないカテゴリーとして認識している。「歩く」という行為のカテゴリーによって、「歩きたい」という内発する意図の自覚も可能になると考えれば、「臓性運動―内臓感覚―体性運動―外受容・自己受容感覚」レベルの統合パターンが定型発達者と異なるＡＳＤ者の場合、多数派向けにカテゴリー化されている内発する意図の自覚が困難になるとしても不思議ではない。

綾屋の当事者研究が示唆するのは、こういった**日常言語のカテゴリー化様式も、定型発達者における図と地の配分に合わせてデザインされており、定型発達者よりも〈地からの逸脱＝図〉が頻繁に起きる少数派にとっては、もっと粒度の細かいカテゴリー化が必要になる**という点である。すなわち、私たちが住む社会環境の重要な構成要素である言語システムも、エレベーターのない建物と同様、定型発達者の認知特性に合わせてデザインされているということになる。これについては、次項でノエティック・レベルの問題として再度取り上げることにしたい。

ノエティック・レベルの知見と仮説

次に、ノエティック・レベルにおいて、当事者研究や先行研究を踏まえると、どのような知見や仮説が導かれるかについて述べる。

ノエティック・レベルとは、アノエティック・レベルの意識経験の中で、時間を超えて何度も繰り返しているパターンを、カテゴリーとして意識にのぼらせたものである。それら意識化されたカテゴリーはしばしば、日常言語の中で対応する言葉が付与されている。

ノエティックなカテゴリーの中で、もっとも基盤に位置づけられるのは、時間や空間といったカテゴリーである。意識にのぼった身体内外からの感覚運動情報（アノエティック・レベルの項で述べたところの図）は、時空間的に配置されることによって、自己を含む世界を表象する。

感覚運動情報を時空間的に配置する機構については、神経基盤レベルのモデル構築が可能になりつつある。運動前野《うんどうぜんや》や頭頂葉《とうちょうよう》が**自己中心的時空間表象**を、海馬や内側側頭葉《ないそくそくとうよう》が**環境中心的時空間表象**を担っており、脳梁膨大後部皮質《のうりょうぼうだいこうぶひしつ》と頭頂後頭溝《とうちょうこうとうこう》がそれら二つの空間表象をつないでいるということが明らかになりつつある。以下では二つの時空間表象について、簡単に説明をする。

●自己を中心に置く時間と空間のイメージ

初めに述べる自己中心的時空間表象とは、自己を不動の中心に置いた時間と空間のイメージであり、自己を地球になぞらえて言うなら天動説的な時空間認識である。

感覚情報は、初めにその情報を受け取る身体部位(受容器)を中心にした座標系で表現され(視覚情報は網膜中心座標、聴覚情報は頭部中心座標など)、運動情報は、その運動を実行する身体部位(効果器)を、適切な身体中心座標内に配置することで表現される。

たとえば視覚的に捉えられる目標物体に手を伸ばすような場合に必要とされる感覚運動統合は、これら様々な座標間の変換ができなければ実現しない。運動に伴って受容器の位置や向きがすばやく、かつめまぐるしく変化するにもかかわらず、外界の知覚が安定しているのは、ビデオカメラの手振れ補正と同様、運動経路に沿って経験される運動速度を積分(経路積分)し、スタート地点から現在の受容器の位置がどの程度隔たっているかの表象を更新し続けることで、空間表象の安定性が保持されているからである。

手振れ補正を可能にするこの積分計算は、前項で述べた「臓性運動—内臓感覚—体性運動—外受容・自己受容感覚」レベルの安定した知覚運動パターンの表象を必要とする。[40] 前項で述べたように、ASDにおいてはこの知覚運動パターンからの逸脱に対する感度が高いために、安定した自己中心的時空間表象が得られにくい可能性がある。実際、綾屋は以下のように、多くの人が気にも留めないような地面のわずかな起伏によって、空間表象の安定性が損なわれる経験を報告している。[41]

道でも床でも視覚的には「平らだ」と判断しており、足に対して「次の一歩も今と同じテンポで同じ高さに足をおろしなさい」と指令を下すのに、足の裏が地面についた途端に「否！　指令と違います！　テンポがさっきより一瞬速いです！　さっきのようには膝が伸びきりません！」「微妙に遅かったです！　思ったところに床がありませんでした！体が傾きます。どうしましょう！」と緊急事態として大慌てで身体感覚が訴える。指令と実際の感覚が異なるため、平衡感覚がぐにゃりと狂い、めまいがして酔う。

綾屋によると、自己中心的時空間表象の不安定性は、空間の奥行を知覚しにくいという経験にも関係するという。そして興味深いことに、視覚のみから奥行を知覚することがしばしば困難になるため、聴覚情報を動員して、空間の広がりを把握しようとしていると述べている。綾

屋はそのような自己対処法のことを、「エコーロケーション」と呼んでいる。(42)

たとえば、はじめて入った喫茶店。天井は高めで開放感があり、店内の照明はオレンジ色でやや薄暗い……そんなときはエコーロケーションによる確認をせずにはいられない。肩こりで首を回しているかのようにカモフラージュしながら(!?)、私は首をゆっくり左右に振る。私の耳に届くBGMや人びとの話し声には、音源そのものからだけでなく、壁や天井にぶつかってはね返ってくる反響音も含まれているので、それを把握するためである。目は目で、及ばずながらできるだけちゃんと見ようとするので、目を細め、左右に顔を動かした目の端で、つまり横目で見るようにしてあたりを見回す。こうしたほうがよく把握できる気がするのだ。

こうして、店内のあちこちから戻ってくる音で感覚飽和気味になりながらも、左右に首を振り、横目でとらえる世界と反響音を照合させていく。しばらくすると、それまで平面的に見えていた薄暗い店内の奥行きや天井の高さがしだいにわかりはじめる。壁のようだった視界が、凸凹をもちながらぐうっと奥に向かって一〜二メートル伸びて遠ざかり、ふわっと室内が広くなる瞬間が訪れるのである。

こうした、感覚運動統合の非典型性が、自己中心的な時空間知覚に与える影響についても、後述することになる。

●環境に埋め込まれた時間と空間のイメージ

次に述べる環境中心的時空間表象は、環境に埋め込まれた地動説的な時空間の認識である。視野に収まりきらないような、広範囲に広がる時間や空間を一望しなくてはならない場合には、運動によって更新される複数の自己中心的表象を保持するよりも、まず環境全体のイメージを保持し、その中で自己の現在位置を更新させる方略のほうが効率的である。なぜなら、時空間的スケールの大きい運動経路にわたって情報を保持し続けなければならなくなると、記憶容量もかさばるうえ、自己中心的な時空間認識の更新につきもののエラーの蓄積が回避できなくなるからである。発達的には、三歳くらいになると環境中の自分の位置のイメージができるようになり、自己中心的表象よりも環境中心的表象の方が、行動に対して大きな影響を与えるようになるといわれている[43]。

環境との相対的な関係で自己の位置を把握する神経基盤として、脳の海馬にある**場所細胞**が注目されている。場所細胞の活動パターンは、前海馬《ぜんかいば》台《だい》にある頭部方向細胞からの情報入力をもとに、ある環境中心的な方向（たとえば東）に進んだ際に、ある距離（たとえば二メートル）でぶつかることになる障害物（たとえば壁）の存在に特異的に応答するような細胞からの入力を受けていると考えられている。これがいわゆる、「境界ベクトル細胞（BVC）モデル」である。そして、内側嗅内皮質《ないそくきゅうないひしつ》で発見された**格子細胞**は、場所細胞が表象する「東西南北に障害物が配置されている環境中での自己の位置」を更新させる機能をもっている。[44] すなわち**海馬は、面的な障害物の配置として環境を捉えている。**

環境中心的な時空間認知に貢献しているのは海馬だけではない。線条体《せんじょうたい》と呼ばれる脳部位も関与しているといわれている。線条体は、系列運動的な移動経路のナビゲート（Aが見えたら右、次にBが見えたら左など）に特化している。すなわち**線条体は、目標地点や中継地点といった、複数の点とそれをつなぐ線の構造として環境を捉えている**のだ。[45]

環境中心的な空間情報を学習するスタイルも、線条体と海馬では異なることが知られている。線条体では、目標地点に高い価値が付与され、それに向かって**強化学習と連合学習の規則**に基づき経路探索が行われる。すなわち、探索を繰り返すことで徐々に目標地点以外のランドマークも学習され、目標地点に至る中継地点には高い価値が、目標地点から離れるランドマークには低い価値が付与されるようになる。他方、海馬の学習スタイルはこういった価値構造をもっておらず、経路探索中に偶然獲得される空間情報を、価値に関わりなく収集する**付随学習の規則**に基づいている。

●二つの時空間イメージの連結

バージェスは、自己中心的時空間表象と環境中心的時空間表象を組み合わせることで、時空間の記憶やイメージの統合的な計算モデルを提唱した[46]。このモデルでは、海馬にある場所細胞、海馬《かいば》傍回《ぼうかい》にあるBVC、そして視覚的情報をコードする嗅周皮質《きゅうしゅうひしつ》細胞が相互に連絡し合うことで、空間に関する一つの連合記憶が形成される。この連合記憶があるおかげで、なじみの環境中では、環境中の部分的な手がかりがきっかけとなって、海馬から環境中の一地点の表象が引き出され、それに引き続いて海馬傍回からその地点に対応する環境中の境界が、そして嗅周皮質からは対応する視覚的特徴が引き出されるようになる。

この再構築過程の産物をもとに、後部《こうぶ》頭頂皮質《とうちょうひしつ》のゲイン場《ば》細胞や、脳梁膨大後部皮質・頭頂後頭溝が、環境中心的な海馬傍回における空間表象（東西南北）から、自己中心的な内側頭頂葉《ないそくとうちょうよう》（特に楔前部《けつぜんぶ》と呼ばれる部位）における空間表象（前後左右）への変換を行い、自己中心的な視覚イメージが立ち上がるようになる。こうして、**今、自分が身を置いている場所からの景色ではなく、違う場所に身を置いたときの景色を想像することが可能になる**わけだ。

環境中心的な座標と自己中心的な座標との連結や柔軟な切り替えは、時空間認知だけでなく、他者認知においてもその重要性が指摘されている。自己中心的な他者認知は、相手を自己と相互作用する二人称（あなた）として捉えるのに対して、環境中心的な他者認知は、相手を自分と切り離された三人称（○○さん）として捉えることを可能にする。**二人称と三人称の使い分け**だけでなく、二座標の連結や柔軟な切り替えは、**自分のことを環境の中で動く対象物**（Iではなくme）**として俯瞰的に把握する**ことや、先述のように**他者視点に身を置いたときのパースペク**

ティブを想像することを可能にする。以上のような情報処理は、しばしばＡＳＤをもつ人々の多くが苦手とするものだと言われてきた。実際、ＡＳＤにおける他者認知は、時空間スケールの小さい自己中心的なものと、抽象化され俯瞰された環境中心的なものとが、相互に切り離されているのではないかと主張する研究者もいる[47]。

しかし現時点では、ＡＳＤにおいて自己中心的時空間表象と環境中心的時空間表象がそれぞれどのようなものになっているのか、そして、二座標の連結や柔軟な切り替えに特徴があるのかについて、確定的なことはわかっていない。

いずれにしても、右のようなプロセスによって時間や空間といったカテゴリーが安定して表象されるようになり、その上に感覚運動情報が配置されるようになると、後述するオートノエティック・レベルの出来事の表象や記憶が可能になる。また、複数の出来事をまたいで、時間を超えて反復される感覚運動情報の時空間的パターンが抽出可能になる。そしてこうしたパターンは、様々なノエティック・レベルのカテゴリーを表象する。以下では、ノエティック・レベルの様々なカテゴリーの表象について述べることにしよう。

●特徴の量的把握と概念の質的把握

ノエティック・レベルのカテゴリー化に関して、キーファーとプルファーミュラーは、概念的知識の神経基盤に関する理論的研究をレビューし、それらを経験的研究の知見と照らし合わせた。[48] 彼らのレビューによれば、カテゴリー化された知識には、「赤」「丸い」「甘酸っぱい」「皮をむく」など、具体的な感覚運動情報のパターンである**特徴**と、複数の特徴を統合した超モダリティ的(感覚や運動のレベルを超えた)で抽象的な**概念**(「リンゴ」など)の二つの階層があるという。そのうえで、特徴はそれが獲得されたときの具体的な感覚・運動経験に応じて、各々異なった感覚・運動領域に貯蔵されており、概念は超モダリティ的な情報統合を行う側頭葉に貯蔵されているという、「カテゴリー表象モデル」を提案した。

一般に、あるカテゴリー(たとえば「犬」)と、そこに含まれる具体例(たとえば「ポチ」)の間の関係は、ある具体例はカテゴリーをよりよく代表している「典型例」(多くの特徴を共有する凝集性の中心)であり、別の例はあまりカテゴリーを代表していない「非典型例」(部分的にしか特徴を共有していない周縁)であるというような、**典型例構造**をもっている。先行研究によると、定型発達児では、生後三か月までに典型例を抽出できるようになると言われている。また、複数の具体例の中から、あるカテゴリーにあてはまるものを選ぶ課題において、一般に、典型例は非典型例に比べ、選ぶまでの時間が短くなる傾向がある。さらに子どもが新しいカテゴリーを学習する際、典型例の名前をより速く覚えるということも知られている。このような現象は「典型例効果」と呼ばれており、乳児期から認められる。[49]

ガスゲブらは、小児期(九～一二歳)、青年期(一三～一六歳)、成人期(一七～四八歳)の三つの年齢段階で、提示された具体例の典型度が、反応時間やカテゴリー判断の正確さにどのような影響を与えるかを、ASD者と定型発達者で比較した。[50] その結果、典型度の高低にかかわらず、またASD者であっても定型発達者であっても、カテゴリー化能力は年齢とともに向上する傾向があった。また、典型度の高い例の場合には、カテゴリー化の能力にASD者と定型発達者とで有意差はなかったが、**典型度の低い例に対するカテゴリー判断については、ASD者は定型発達者に比べて不得意な傾向があった。**

一般に非典型例は典型例と異なる情報処理を受けることが知られている。成人におけるカテゴリー化に関する研究によると、非典型例の認識では、自然言語がもっとも効率よく(短い文字数で)指示できるカテゴリー粒度である「基本レベルカテゴリー」よりも階層の低いカテゴリー認識に動員される特殊な情報処理が適用されるといわれている。具体的には、非典型例のカテゴリー化においては、基本レベルの処理では必要のない特徴レベルの知覚情報処理が追加的に要求されるとする報告がある。[51] この追加的な知覚情報処理は、「特異的知覚処理」と呼ばれている。ガスゲブによると、(1)対象物を構成する部分的な特徴が、どのような時空間的パターンで配置されているかの量的認知、(2)すでに獲得されたカテゴリーと非典型例とが、どれくらい類似しているかの量的認知、(3)複数の部分的な特徴のうち、どれに重み付けをしてカテゴリー抽出を行うかの柔軟な判断など、**非典型例のカテゴリー化に必要な特異的知覚処理には、特徴の時空間的配置に関わる量的知覚能力が要求される。**[52]

ASDにおいて非典型例の認識が不得意であるという知見は、特徴の時空間的配置を量的に把握する特異的知覚処理の困難や、特異的知覚処理と基本レベルのカテゴリー処理とを結びつけることの苦手さを示唆する。それはちょうど、すでに自己の物語のところで述べたような、具体的な感覚運動情報の統合によってエピソード記憶を生み出し、それを抽象的な言語によって表された概念的自己と結びつけることの困難と、共通した理由によるものかもしれない。

そして当事者研究の目的Ⅱ（特異な身体性に合う社会をデザインする）の観点からは、**ＡＳＤ者が、特徴の時空間的配置の量的把握の困難を、質的なカテゴリー化で代償しているとすれば、定型発達者が非典型例とみなす対象を、典型例として処理できるように、典型例構造自体の概念の粒度をより細かくする必要があるだろう。**

1-3節でも述べたように、自然言語の基本レベルカテゴリーは、多数派の概念粒度に合わせてデザインされている可能性がある。逆にいえば、ＡＳＤ者の概念粒度に合った新規の言語体系が構想されてもよいだろう。事実、自然言語よりも概念粒度の細かい専門用語に親和性をもつＡＳＤ者の存在は、その方向性の妥当性を支持するともいえる。以下の綾屋の記述は、そのような周囲とのずれを印象的に伝えるものだ[53]。

たとえば周囲の人たちが「春の雑草で一面の紫色ね」と全体を捉える景色において「いろんな花が咲いているけれど、それぞれ何という名前なのだろう」と部分に目がいくのである。そのため花の名前を聞いても「わからないわ」「そんなのあった？」と相手にしてもらえず、私の中には整理されないもやもやとした記憶がたまっていき、苦しむことになった。その後、親から与えられた植物図鑑は私の愛読書となり、知識を図鑑と共有することでやっと、「私の見た景色は思い違いではなく、世界に確かに存在するのだ」と安心することができた。

おそらく、一つの概念が共有しているはずの感覚運動的な特徴の配置パターンからの逸脱＝非典型度への感度の高さは、すでにアノエティック・レベルの項で述べた、知覚運動パターンからの逸脱＝予測誤差への感度の高さと同じメカニズムで生じているのではないかと、筆者は推測している。

●概念間の時空間的な相互関係のパターン

感覚運動的な特徴が織りなす時空間パターンによって、ノエティック・レベルの概念が表象される様子を見てきた。そしてＡＳＤにおいては、パターンからの逸脱に敏感であるがために、概念の粒度がより細かくなっている可能性があり、そのせいで定型発達者向けの粒度に合わせてデザインされた自然言語が、使い勝手の悪いものになっている可能性があることを述べた。

ここでさらに階層を一つ上げて考えてみると、複数の概念カテゴリー同士の時空間的な相互関係に関しても、私たちは「リンゴは下に落ちる」「ボールを投げると遠くに飛ぶ」「田中さんに挨拶をすると挨拶が返ってくる」などの反復的なパターンを抽出していることがわかる。ここでたとえば、リンゴをみかんに、田中さんを木村さんに置き換えると、別の事象の記述になるわけだが、概念間の時空間的な相互関係のパターンは同一のままである。このように、個別の概念カテゴリーを代入できる骨格としての、個別の概念カテゴリーとは異なる階層にある、概念間の時空間的相互関係のパターンを**イメージスキーマ**と呼ぶことがある。

　出来事からイメージスキーマを抽出する過程を、運動制御回路と関連づけながら説明しようとして、ナラヤナンは、運動前野、運動野《うんどうや》、運動前野 - 運動野結合部の三領域からなる運動制御に関する計算モデルを提案した。[54] まず運動前野では、これから行う運動について単純な運動要素の時系列的な配置（実行スキーマという）の計画を行う。運動前野が生み出す計画は一貫して（1）初期状態、（2）開始時位相移行期、（3）前中盤状態、（4）中盤位相移行期、（5）後中盤状態、（6）終期位相移行期、（7）最終状態、という時系列構造をもつとされる。そして、任意の複雑な運動プログラムは、こうした単位が、並列化したり、直列化したり、入れ子になったりしたものとして表現される。

　そのうえでナラヤナンは、運動前野において生成される実行スキーマが、イメージスキーマを担うことができると主張した。行為を実行する際には、運動前野は単純な運動要素を表象する運動野と連結し、単純な運動を組み合わせて複雑な行為を作り出す。しかし、運動前野と運動野の機能的結合は切断することもできる。すると運動前野の実行スキーマが独立して働き、抽象的なイメージスキーマを表象することもできるようになると考えたのだ。

認知言語学では、イメージスキーマを「包含スキーマ」「出発点－経路－目的地スキーマ」「力学スキーマ」「方位スキーマ」などに分類する。[55] これらの**イメージスキーマは、私たちの多くが様々な出来事を捉えるときの、時空間的・因果的様式を表しており、日常言語における「文法的概念」の基礎でもある**と考えられている。最近ではナラヤナンのモデルを裏付けるように、「左下前頭回《ひだりかぜんとうかい》」の三角部や弁蓋《べんがい》部および「左運動前野外側《ひだりうんどうぜんやがいそく》部」に文法中枢が存在すると報告されている。[56]

ＡＳＤの先行研究においては、言語的コミュニケーションにおける一貫した文法上の誤りは報告されていないが、イメージスキーマのレベルで特異性があるかどうかについては、ほとんどわかっていない。

●会話の順番交代の認知と制御

これまで述べてきた概念のカテゴリー化と、イメージスキーマのカテゴリー化を、言語に対応づけるとすれば、それぞれ語彙と文法のレベルに相当すると考えられる。しかし後者のイメージスキーマに関しては、文法レベルだけでなく、人と人とがコミュニケーションを行う際の、会話の順番交代のリズムや、発言内容の接続様式に関するパターンの抽出と、それに基づく運動制御（言語学でいうところの語用論のレベル）にも関与している可能性がある。事実スコットらは、会話における順番交代のリズムを追ったり、一つの発話の終了点を予測したりするうえでも、運動前野が重要な役割を担っていると報告している。[57]

ＡＳＤ者の言語能力に関する先行研究によると、語彙や文法レベルでの障害は必ずしも全例では認められないが、「奇異で文脈にふさわしくない発言」「主要な出来事の解釈の誤り」「くだけた言葉遣いをあまりしない」「代名詞などの指示表現が難しい」「物語の全体的な意味よりも、部分的な詳細や視覚的な情報にフォーカスする傾向」など、語用論的なレベルでの言語運用の障害は一般的に認められると報告されている。[58] またタヴァノらは、自発的な会話場面における順番交代のパターンを定量的に分析することで、ＡＳＤ児と定型発達児を高い正確さで判別できることを報告した。[59]

以上の知見は、**ＡＳＤ者のイメージスキーマ抽出が、特に複数の人々の相互行為のレベルにおいて特徴的である可能性を示唆している。** 綾屋も、複数の人々が会話を回している場面に立ち会うと、まるで大縄跳びの輪に入ることができないときのように、会話の順番交代の連鎖パターンの中に入れないと記述している。そうした状況では、一人ひとりの発言内容の意味を、前後の会話連鎖の文脈に位置づけて解釈できないために、詳細に観察しようとして眉や口角の動きなど断片的な運動のレベルに注意がとられ、ますます全体的な文脈を見逃してしまうという。さらに興味深いのは、解釈できないと焦って視野を狭小化するのではなく、わからないときほどあえて意識的に視野を広くとるという試みをしたところ、幾分会話の全体像を把握しやすくなったという点である。[60]

概念における基本レベルカテゴリーと同様、自然言語の文法構造や語用論的規則についても、多数派のイメージスキーマ抽出粒度に合わせてデザインされている可能性を考慮すれば、ASD者の粒度に合った文法規則や語用論的規則が構想されてもよいとわかる。これについても、後ほど紹介することになる。

オートノエティック・レベルの知見と仮説

最後に、オートノエティック・レベルにおいてどのような知見や仮説が導かれたかについて述べる。

オートノエティックなレベルがどのようなものかを説明するうえでは、オートノエティック・レベルの記憶と、ノエティック・レベルの記憶との違いを説明するのが早いと思われる。前者の記憶は、一度きりの出来事として過去の特定の時間と場所で起きたエピソード記憶であり、「思い出す」対象である。オートノエティックな記憶を思い出すときは、「時間をさかのぼる」必要がある。それに対してノエティックな記憶は、時間を超えて何度も反復しているパターンであり、ある程度普遍性をもつ知識であるといえる。それは別名、意味記憶とも呼ばれ、思い出すというより「知っている」ものであり、特定の時間と場所で一回だけ起きたものではなく、想起するのに時間をさかのぼる必要のないものである。

綾屋によれば、こうした一回性のエピソード記憶に関しても、独特の経験をしているという。体の内側から来る感覚であれ、外側から来る感覚であれ、取捨選択や統合なしに入ってくる感覚は、そのまま次々にエピソード記憶としてストックされる。そして、整理されないままかさばり続ける記憶が頭の中を埋め尽くし、意志とは関係なく、ときおり堰《せき》を切ったように再生されるのだそうだ。この現象を綾屋は「夢侵入」と名付け、以下のように説明した。(61)

「夢侵入」とは、簡単にいえば「起きているにもかかわらず滑り込んでくる夢の状態」ということである。特に疲れたり眠たくなったりしてくると、このような状態に置かれることが多い。

「夢侵入」においては、ストックされていた大量のエピソード記憶を再生することで、記憶の貯蔵庫から記憶を放出し、整理して、またしまい直しているという感覚があるという。綾屋はその一連の情報処理様式を、〈フラッシュバック〉〈ヒトリ反省会〉〈ヒトリタイワ〉〈オハナシ〉〈シュトコー〉という五つに分類し、それぞれ詳述した。以下、それぞれ簡単に説明する。

●フラッシュバック

一つ目の〈フラッシュバック〉について、綾屋は以下のように説明している。(62)

旅行や散歩などで新しい環境を体験した日、たくさんの人や初対面の人に会った日、突然の出来事に見舞われた日、あれこれと忙しかった日。そんな一日の途中で疲れのあまり「ふうっ」と気を抜いた瞬間や、一日を終えた夜、眠りにつこうとする際、その日にインプットされたおびただしい数の視覚記憶が、スナップショットのように次々とランダムに再生されはじめる。たとえるなら、「大量に撮りためた写真を時間軸も項目もめちゃくちゃに紙封筒に詰め込んでいたところ、紙封筒が破けて底が抜けてしまい、写真がバラバラととめどなくあふれ出て脳裏に降り注ぐ」といった感じである。(中略)

このような、必ずしもトラウマと結びついた記憶ではないが、情報処理しきれずに飽和してしまった鮮明な記憶が次々に再生される現象を、私は〈フラッシュバック〉と呼んでいる。

旅行で新しいところに行くというような、多くの見慣れない刺激に触れた際には特に、このようなフラッシュバックに見舞われることになる。車窓からの風景が一枚の写真のように、バンッとふいに再現されたり、お弁当を買った売店のおばちゃんの表情やおつりを渡すときの手つき、昼食をとった店の食卓にあった調味料の配置、天井にあった電灯の形まで、時間軸はバラバラでパッパパッと映像が出現しつづけたりする。(中略)

人と会った後に具合が悪くなって寝込むときにもフラッシュバックが起きている。この

「人と会った後のフラッシュバック」は、特に私を苦しめてきた現象のひとつである。一日の喧騒が終わり、落ち着いて休むころになると、次々と素早く切り替えて映し出されるスライドショーのように、その日に会話した人の表情が写真記憶としてパッパッと次々に頭の中に現れるのである。これも時間軸はバラバラだ。

フラッシュバックする内容は必ずしもトラウマティックなものではないが、しかし、いくばくかの新規性を伴ったものではあるようだ。

●ヒトリ反省会

〈フラッシュバック〉のあとに引き続きやってくるのが、「あれはこういう意味だったのかな」と因果関係や文脈を地道に推論し、出来事の意味を知ろうとする〈ヒトリ反省会〉の段階である。(63)

フラッシュバックを眺めながら、私はひとり悶々と悩みつづける。

「あの人はあのとき、笑いながら『それはそうかもしれないけど』というセリフを言ったな。笑っていたから楽しそうだったけど、実は納得できない真意が別にあったのだろうか。『けど』の続きはなんだったんだろう。どういうつもりで言ったんだろう」

「私がこんなことを言ったとき、相手の眉毛が片方あがったな。あれはどういう意味だったんだろう。私が何か悪いことを言ったんだろうか」
「ああ、そうか。もしかしたら私の意に反して、私のセリフを曲解して、こんなふうに受け取ったのかもしれない。そんなつもりじゃなかったのに。今度会ったときにちゃんと釈明したいけど、むこうはたぶん忘れていて、次に会ったときにそんなことを話題にしたら、変な人と思われるだろうな。ああ、でもそんなつもりじゃなかったのに。どうしよう」

このような作業を、私は〈ヒトリ反省会〉と呼んでいる。

第3章で詳述したように、他者の行動の意味(心的状態に基づく行動の記述・解釈・予測を含む)を推論する過程についての、帰属的推論の二段階モデルに基づけば、フラッシュバックの段階ですでに同定段階は済んでおり、ヒトリ反省会は次の帰属段階に相当すると考えられる。(64)

どうやら一般的にもこのような作業はおこなわれているらしいが、話を聞いていると、「でも、ま、いっか!」で終わらせられるところが決定的に違う。(中略)「ああ、どうしよ~」と、とことん悩んで、苦しんで、答えが見えず、解決もできず、傾向と対策もつくりだせないまま、気がついたら疲れて寝ていて、翌日起きて不安とともに日中を過ごし、また次の夜の反省会がやってくる。疲れがたまり、悩みを持ち越し、うつになっていき、最終的に「ああ、私ってダメな人間だ」と落ちる。それがこの「ヒトリ反省会」の苦しいところだ。

この記述によれば、どうやらいったんヒトリ反省会に陥った後、そこから出て来られなくなる度合いに多数派との違いがあるということが推測される。また綾屋は、ヒトリ反省会の段階で同じ場に居合わせたよく知る人と「アフター」をすることで、「あのときのあの人の振る舞いは、こういう意味だったと思うよ」といった複数人での意味づけを行うことができると、その後の持ち越しが著明に少なくなり助かるということを発見したという。そのようなアシストのことを綾屋は「意味づけ介助」と呼んでいる。

意味づけ介助者の条件として綾屋は、自身のフラッシュバック記憶の詳細さと、大きく外れない程度に気を配って情報をとっている人が望ましいと言っている。あまりにも情報の詳細度がかけ離れていたら、「アフター」をしても「そんなことあったっけ？」で流されてしまうことになるからだ。

●シュトコー

意味づけ介助が得られない状況が長期に及ぶと、フラッシュバック（具体的で詳細なエピソード記憶）を巡る帰属的推論ではなく、たとえば「なんでいつも私はこんな回路におちいるのだろう」といった、時間軸や具体的な出来事から離れた抽象的なレベルでの推論に移行する場合があると綾屋は述べている。こうした、エピソード記憶から離れた抽象的な推論を、綾屋は〈シュトコー〉と呼んだ（最近は、シュトコーという用語が首都圏でしか使えないと知り、〈ぐるぐる思考〉と名称変更している）[65]。

私がヒトリ反省会から抜け出せなくなったり、「フラッシュバックやヒトリタイワによって、日々のやるべきことを全うできない自分」に意識が向いたりしたときは、多くの場合、「私ってダメな人間だ」「価値がない」という思考回路が始まる。ここにたどり着くと、あとは延々とその回路がとまらず、出口なく、ぐるぐると回りつづけることになる。この終わりのないぐるぐると走らされる回路のことを、〈シュトコー（首都高）〉と呼んでいる。

（中略）

シュトコーに入った後は、ブレーキが壊れた車に乗っているようなものなので、決して自力で止めることはできず、悶え苦しみぬいた結果、疲れて眠ってしまうまで、この悲しみを終えることはできない。

●自伝的記憶研究

先行研究の中で、綾屋のいうシュトコーの概念に最も近いと思われるのが、第2章でも触れた自己の物語に関する研究の中で心的外傷後ストレス障害（ＰＴＳＤ）や自傷傾向、抑うつの強い人に高頻度に認められると報告されてきた、反芻《はんすう》（rumination）という思考回路である。クレインらは、ＰＴＳＤ、自傷傾向、抑うつなどに加え、ＡＳＤにおいても反芻傾向が強いことを報告した[66]。また、これらの状態では共通して、反芻傾向以外に、第2章でも触れたが、想起されるエピソード記憶の具体性が低くなり、一般論や抽象的な要約によって過去の経験が語られる過剰一般的な自伝的記憶（ＯＧＭ）傾向も強いことが報告されている。

ウィリアムズらは、フラッシュバック、反芻傾向とＯＧＭ傾向をつなぐ「CaRFAX モデル」というものを提案した。モデルの名称は、(1)フラッシュバックを誘発する刺激への捕捉(Capture)と反芻傾向(Rumination)、(2)トラウマティックな記憶の想起を機能的に回避する機制(Functional Avoidance)、(3)実行制御機能の不全(eXecutive dysfunction)による反芻からの注意のスイッチングの困難、という三つの状態を表す言葉の一部をつないだものである[67]。ただしＡＳＤ者ではウィリアムズらのモデルは成立せず、ＯＧＭに影響を与える要因として、(3)実行制御機能の一種であるワーキング・メモリーの関与はあるものの、(1)反芻傾向は有意に相関していないことが報告されている。逆に、定型発達者では関連がなかったものとして、ＡＳＤ者では「心の理論」のスコア（帰属の能力）がＯＧＭと関連していた。これは、ＡＳＤにおける自己の物語と「心の理論」との関係を考えるうえで興味深い知見といえる。

4-4 当事者研究から導かれた仮説の実証研究

前節では、主観的な意識経験をアノエティック・レベル、ノエティック・レベル、オートノエティック・レベルに三分類したタルヴィングの枠組みのもとで、当事者研究と先行研究を概観した。その結果、以下のような仮説が浮かび上がってきた。

アノエティック・レベルの特徴に関する仮説

〈無意識の知覚運動パターンとしての地からの逸脱=図〉の過剰

ノエティック・レベルの特徴に関する仮説

感覚運動情報の量的認知(特徴や自己中心的時空間表象)の狭小化と、抽象的な概念カテゴリー認知(概念や環境中心的時空間表象)による代償——あるいは両者の統合不全

オートノエティック・レベルの特徴に関する仮説

自己の物語のシステム固定化(感覚運動レベルのエピソード記憶と抽象的な概念レベルの概念的自己との統合)不全

二〇一五年四月に、東京大学先端科学技術研究センターに当事者研究分野という講座ができ

表 4　当事者研究と他の学術分野との協働の例

発見を志向する協働(目的 I)
• 当事者研究の中から提案された仮説を実験的な手法で検証する研究
• 当事者研究の中から仮説を抽出するシステムを構築する研究
回復を志向する協働
• インクルーシブ(包摂的)な社会環境のデザインを模索・提案する研究(目的 II)
• 当事者主導型臨床研究(目的 III)

た。筆者はそこで、当事者研究と他の学術研究(医学、心理学、情報理工学、認知発達ロボティクス、社会学、哲学など)との協働を通じ、当事者視点を基盤において知や技術の再編成を行おうとしている。その一環として、当事者研究の中から導かれた右の仮説の検証なども行っている。検証は現在進行形で進んでおり、右の仮説のほんの一部に対してしか試みられていない現状であるが、本節ではそのいくつかを紹介したいと思う。

当事者研究と他の学術研究との協働のあり方に関しては、発見と回復という二つの側面にそれぞれ対応して、「発見を志向する協働」と「回復を志向する協働」の二種類におおよそ大別できるだろう。それぞれに関して具体的に箇条書きをすると、**表4**のようになる(カッコ内は4-2節で述べた三つの目的のうち対応するものである)。

ただしここでも重要なのは、4-2節で詳述したように、障害とショウガイは一対一対応せず、加えてASDカテゴリーが障害によって影響を受ける定義になっている以上、ASD者のショウガイは十人十色であるという点である。前節において詳述したショウガイに関する仮説は、あくまでも綾屋個人の記述を起点に、先行研究である程度の裏付けが得られたものを抽出しており、それが、今日ＡＳＤと診断される人々に普遍的にあてはまる可能性は低い。

以下では、4-2節で抽出されたショウガイをめぐる発見を志向する協働(目的Ⅰ)のいくつかを紹介するが、これらは「アルファベットの識字」に関する研究を除き、綾屋以外のＡＳＤ者を対象に行ったものであり、ある程度の普遍性が確認されたものである。

顔のスキャンパターン

当事者研究から導かれた仮説を手がかりに、認知心理学を専門にする同志社大学の加藤正晴氏との協働で、ＡＳＤ当事者が人の顔を見るときに、どんな時間的順序で目を走らせているか(スキャンパターン)について検証実験を行った。その結果、**図**13のように定型発達の被験者はある年齢を超えると、他者の顔を見るときのスキャンパターンが、個人内においても個人間においても一律に揃ってくるのだが、ＡＳＤ者は毎回見る順番が異なり、また、人によっても統一性がなくランダムな傾向にあった[68]。

すでに先行研究では、小児が成長するにつれて、人の顔を見るときに、部分的なパーツに注意を向ける段階から、全体を把握する段階へと発達していくということ、そしてその変化と関連して、スキャンパターンがランダムだったものからより揃ったものへと変化していくことが知られている[69]。これらを併せ考えると、ＡＳＤ当事者の場合、成人になっても、幼少期と同様、

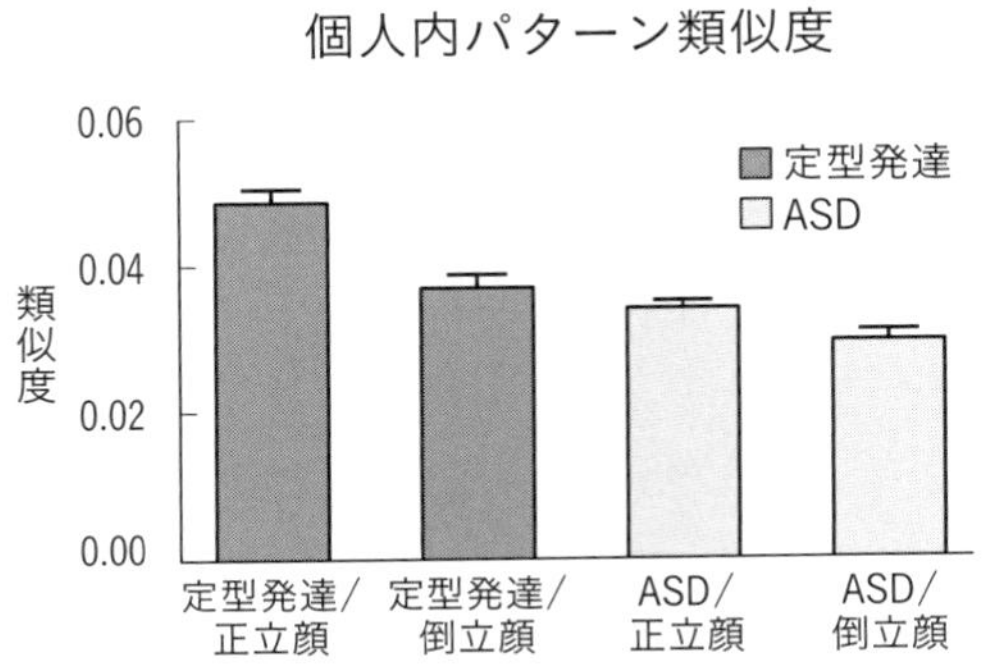

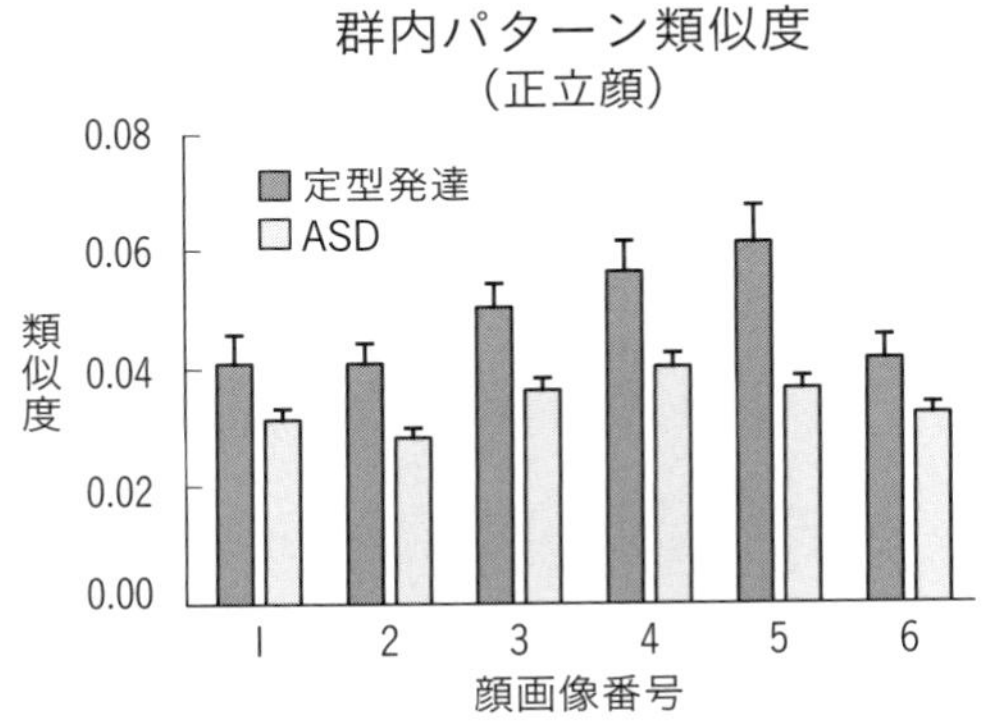

図 13 ASD 者と定型発達者の顔のスキャンパターンの比較

上図：様々な顔を見たときのスキャンパターンが，被験者内で類似している程度を比較すると，ASD 者の方が類似度が低い傾向がある．下図：ある顔を見たときの，被験者間のスキャンパターンの類似度を，ASD 群と定型発達群で比較すると，ASD 群の方が群内類似度が低い．

顔のパーツに注目する傾向が残っており、その背景にスキャンパターンの非典型性が寄与していると考えられる。

アルファベットの識字

綾屋によれば、顔認識と同様のメカニズムによって、文字が読みにくくなる発達性識字障害[70]を説明できる可能性がある。特に綾屋の場合、アルファベットに関して読みにくさを抱えているのだが、その理由として、アルファベット一文字全体のレベルではなく、異なるアルファベット間で用いられている「○」と「—」といった、各アルファベットに共通するいくつかのより部分的で基礎的なパーツのレベルにフォーカスして見てしまうという。しかも、どのパーツを抽出するかが高速で入れ替わるので、文字がチカチカとちらつき、ごちゃごちゃした模様に見えてしまい、一文字一文字を判別しづらい。

さらにこの現象は単語レベルだけでなく英文全体でも生じるので、一行ずつ目で追うことも困難になりやすく、文字として読み続けようとしてもすぐに気持ちが悪くなってしまう。定規を当てたり、紙で隠したりしながら必死になって読むのだが、そうすると、和訳をしようにも、どの単語がどこの単語にかかっているのかを把握するのが難しくなる[71]。

フォーカスして見る特徴が文字の読みにくさにつながっているという仮説が正しいとしたら、異なるアルファベット間で同一のパーツが共有されていない不揃いなフォントのほうが読みやすくなる可能性がある。そこで、あるフォントデザイナーに紹介されたコミックサンズ(Comic Sans)という不揃いなフォントを使って、MSゴシック体との読みやすさの比較を、視線計測装置を用いて行った。その結果、MSゴシック体のときにはASD被験者の視線が途中から文字列を追えなくなっているのに対し、コミックサンズでは追えるようになった。[72]

発声の困難

前節で述べたように、綾屋と筆者は、発声に限らず感覚フィードバック全般の予測誤差(自分の出した運動指令から予測される情報と、実際に戻ってきた情報との差)に気づきやすいという特徴が、発声の困難を引き起こすのではないかという仮説を提案した。[73] この仮説を検証するために、NTTコミュニケーション科学基礎研究所と協働で、自分の声を少しだけ遅らせて聞かせたとき、どのくらい言いよどみが生じるかについて、定型発達者とASD者を比較する実験を行った。[74] 結果としては予想通り、ASD者の方がフィードバックの変化に気づきやすく、言いよどみが多かった。[75] この実験は、時間遅れという予測誤差に限定されたものではあるが、予測誤差に対して定型発達者よりもASD者のほうが敏感に応答するということが部分的に裏付けられたといえる。

パーソナルスペース

社会的接近の様式における非典型性の背景に、不快を感じる対人距離（いわゆるパーソナルスペース）の非典型性があるのではないかと考え、検査者が被験者に徐々に接近し、不快だと感じた距離で被験者に合図をしてもらうという「ストップ・ディスタンス法」を用いて、ＡＳＤ児と定型発達児とでパーソナルスペースを比較する実験を行った。その結果、**図14**に示すようにＡＳＤ児のほうが狭いパーソナルスペースをもっているということがわかった[76]。

現在筆者らは、「三人以上の人が会話をする際、なるべく互いのパーソナルスペースを侵害しないで、なおかつ、互いのパーソナルスペースが重なる面積をなるべく大きくするような陣形をとる」という「Ｆ陣形システム[77]」というモデルを用いて、より自然な対人相互行為場面において、パーソナルスペースの個人差がどのようにして社会的相互作用に影響するかを調べ始めている。

当事者研究の中から仮説を抽出するシステムを構築する研究

以上、当事者研究の中から提案された仮説を、実験的な手法で検証した研究のいくつかを紹介した。しかしそこで問題となるのは、いかにして語りから仮説を抽出するかという点である。仮説抽出は、すべての研究実践において必要不可欠なステップであるが、仮説検証のステップと比べて、方法論に決まったものは存在しておらず、従来研究の多くは、専門家の直感に基づいて仮説抽出を行ってきた。そのため、しばしば当事者視点から外れた問題設定がなされてき

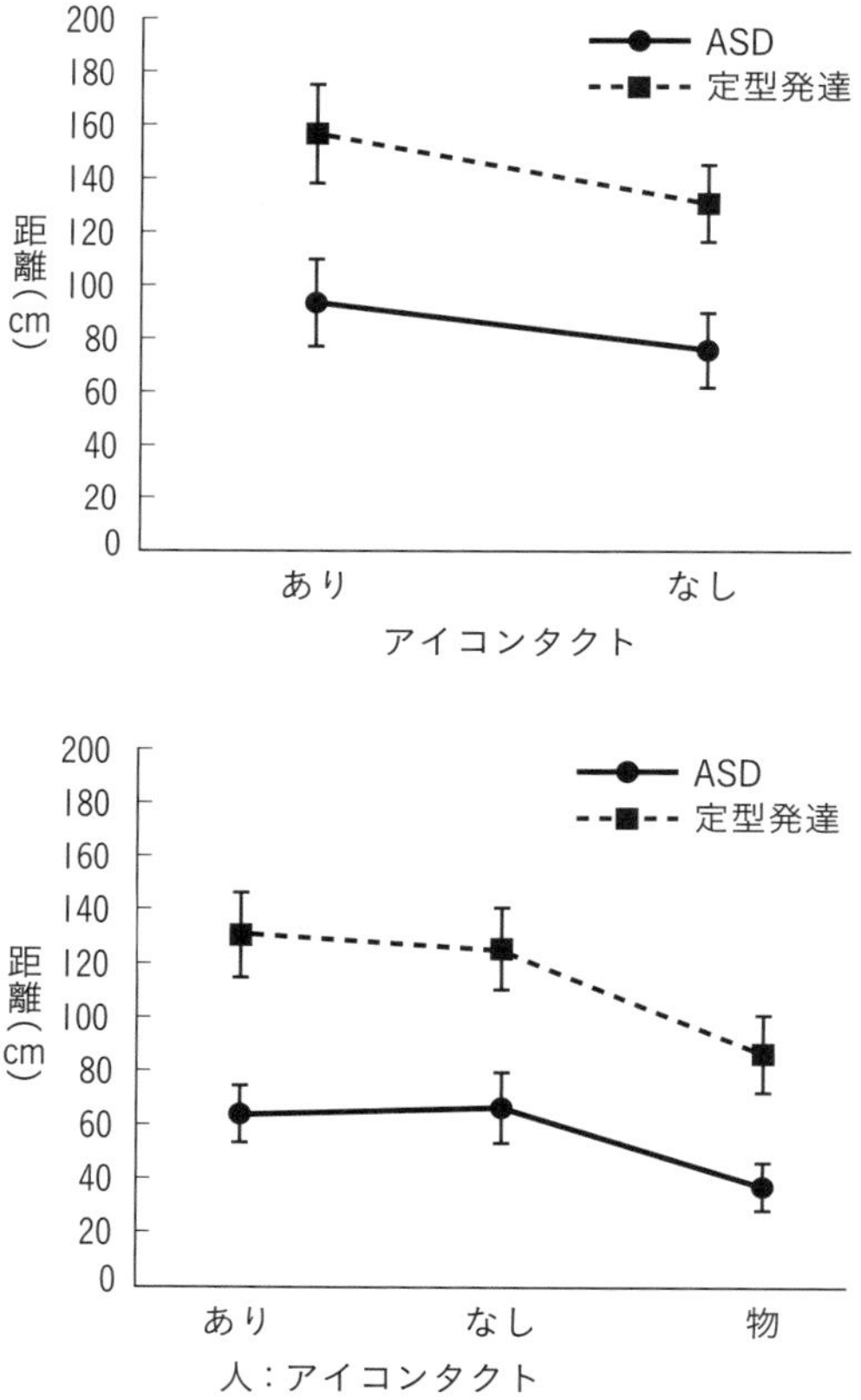

図 14　ASD 児と定型発達児におけるパーソナルスペース比較

上図：検査者が被験者に接近する条件で測定したパーソナルスペース．アイコンタクトによってパーソナルスペースが広くなる傾向は両群ともに認められたが，すべての条件で ASD 群の方がパーソナルスペースが狭かった．下図：被験者が検査者に接近する条件で測定したパーソナルスペース．「物」とは，検査者の代わりに，検査者と同じ服をかけた上着掛けを用いた条件．アイコンタクトによってパーソナルスペースが広くなり，物条件は他の条件よりもパーソナルスペースが狭くなる傾向は両群ともに認められたが，すべての条件で ASD 群の方がパーソナルスペースが狭かった．

た。筆者らは、当事者の語りから仮説抽出を行うシステムを構築するために、自然言語処理や認知発達ロボティクスの専門家とともに協働を始めている。

●語りの現実対応性を増大させる支援システム

第2章でも述べたように、語りが現実対応性を失い過剰一般的なものになるという現象は、ASDやトラウマ経験者には高い頻度で起きる。実際、自らの固有の経験からボトムアップに仮説を抽出するのではなく、想起したくないエピソード記憶から回避できるように、現実対応性の低い専門的語彙によって自己記述をする当事者も少なくない。これは、当事者固有の経験から新規の仮説を抽出する過程を阻害する。同時にOGMは、自殺傾向、大うつ病、PTSD、摂食障害、季節性感情障害などと関連するといわれている[78]。また、OGMに介入するため、今日一日に起きたことを振り返って、なるべく具体的に語る練習をする具体化訓練を行うと、うつ状態からの回復効果があるという報告もある[79]。第2章でも述べたように、研究的な語りの条件と、ウェルビーイングを向上させる語りの条件には、重なる部分がある。

急いで補足せねばならないのは、過剰一般化による自分助けは尊重されなくてはならず、研究のために無理に現実対応性の高いトラウマティックなエピソード記憶を想起させることは厳に慎むべきということだ。発見の面でも、回復の面でも、過剰一般化傾向をもつ語りを、どのようにして安全に、具体的な語りへと砕いていくかが、当事者研究のファシリテーター（進行役)が直面する難しい課題になる。筆者は、自然言語処理を専門にする奈良先端科学技術大学院大学の荒牧英治氏との協働で、当事者研究において産出される語りを、その場でリアルタイムに分析し、本人に具体性や抽象性の量的指標をフィードバックするシステムを開発中である。[80]

●クラウドソーシング

現実対応性の高い語りが産出されたとしても、そこから新規の仮説を抽出する過程は簡単ではない。前項で紹介した検証実験においても、仮説抽出のステップは恣意的かつ直感的なものであり、様々な分野の専門家が先行研究を踏まえながら当事者研究を精査し、検証可能な形で新しい仮説を生成している点で、専門知によるバイアスがかけられている。

筆者らは、この仮説抽出過程に関して、恣意性や専門知によるバイアスをなるべく減らし、当事者コミュニティの中で仮説が自動生成するシステムを構築できないかと考えている。具体例として筆者らが予備的に試みたのは、ウェブ上に構築した、アレルギーのリスク要因に関する仮説を自動生成するクラウドソーシング・システムである。開発したウェブページには、アレルギーがある人もない人も訪れることができ、まず、現在の自分のアレルギー状況について回答してもらう。その後、システムにプールされた仮説候補の中からランダムに、リスクの有無について尋ねる質問が一〇個ほど出題され、それに答えてもらう。そして最後に一つだけ、自分が提案したい新しい仮説をプールに提供してもらい、終了となる。

システムは、プールされた仮説のうち、アレルギーの有無を有意に予測するもの(オッズ比がトップ一〇〇に入るもの)を自動選択するようにプログラムされている。このシステムを一定期間稼働した結果、アレルギーとの関連が有意な五一仮説が生成されたが、そのうち一〇仮説が既知の知見を再現したもの、四一仮説が先行研究にはない新規のものであった(81)。将来的にはこの四一仮説の中から、優先度が高く検証可能なものを選び、本格的な実証・介入研究が行われることで、このシステムの有効性が示されていくことが期待される。

●ASD視覚体験シミュレーター

しばしば当事者研究に対する批判としてなされるのは、言語を媒体とした仮説の表現ができる当事者ばかりではないし、また、言語によって表現するのが適切な仮説ばかりではないという指摘である。筆者らは、認知発達ロボティクスを専門にしている東京大学の長井志江《ゆきえ》氏との協働で、言語を使うことなく、自身の視覚体験を表現できるヘッドマウントディスプレイ(HMD)型視覚体験シミュレーターを開発した(**図15**)。

まず視覚体験に関するASD当事者の語りから、ASD者の視覚体験を再現する画像フィルターを六種類(砂嵐状のノイズ、コントラストの強調、高輝度化、無彩色化、不鮮明化、エッジ強調)用意し、実験に協力してくれた別のASD者に、よくある社会的状況を切り取った動画クリップを見てもらいながら、各フィルターのパラメータを調整することで、自分が調子の悪いときの見え方

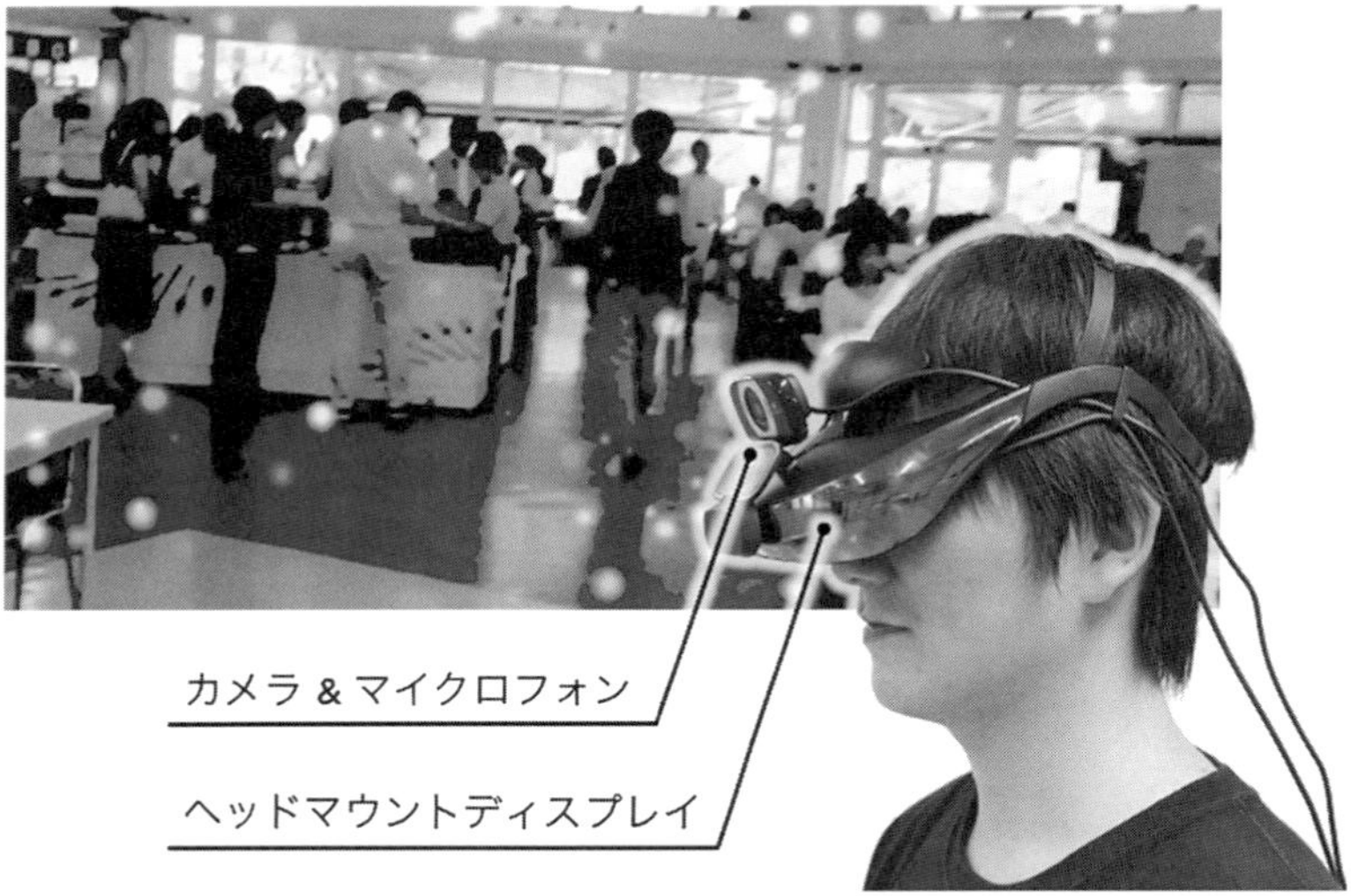
カメラ & マイクロフォン
ヘッドマウントディスプレイ

図 15 ASD 視覚体験シミュレーター．カメラとマイクロフォンから入力された視聴覚信号を実時間で処理し，ヘッドマウントディスプレイ上に ASD の視覚世界を再現する．

を再現してもらった。こうして得られたデータから、社会的状況に内在する視聴覚刺激の特徴量（輝度、エッジ量、動き、音強度など）を抽出し、ASD者が選択したパラメータとの相関を正準相関分析を用いて解析した。

二二名のASD者（平均年齢三八・〇歳、自閉スペクトラム症指数三七・四）を対象に実験を行った結果、(a)輝度に由来するコントラストの強調・高輝度化(82)、(b)大きな動きに誘発される無彩色化・不鮮明化(83)、(c)動きと音量の変化に起因する砂嵐状のノイズ(84)、の三パターンが全員に共通する視覚体験として発見された。こうして、非言語的な過程を経て導かれた仮説をもとに、次のステップとして、そのメカニズムを探るための研究を行う予定である。

本章では、社会モデルに基づくASD概念の批判的検討を踏まえ、本人と身近な他者が研究主体となり、一人ひとりに固有のパターンや物語を対象に研究を行うことが重要であること、そしてそのためには、当事者研究という方法に可能性があることを述べた。そして、以下の三つの研究目的を設定した。

目的Ⅰ：コミュニケーション上の困難の手前に存在する、見え方、聞こえ方、身体の感じ取り方といったショウガイを明らかにする

目的Ⅱ：個々のASD者のショウガイ理解を踏まえたうえで、社会がどのように変われば過ご

しやすくなるのかを明らかにする

目的Ⅲ：当事者研究という取り組みが、当事者にとって生きやすさにつながるのかどうか検証をする

本章の後半では、右の三つの研究目的のうち、Ⅰについて詳述した。次章では、ⅡおよびⅢを扱う。

第5章　回復と運動

前章ではおもに、自分がもつ少数派としてのパターンであるショウガイ(impairment)に関する知識を探究する取り組みを紹介してきた。しかし、社会モデルのプロジェクトは、自分のショウガイを理解するだけで終わらない。自己についての知識を踏まえ、次の段階として、ではどのように社会環境が変われば、自分たちにとって住み心地の良い社会が実現し、平等な社会参加が実現するのかを考えなくてはならない。

ここでいう社会環境には、(1)情報環境・物理的環境、(2)人々の価値観や態度、(3)人々が共有する知識や信念など、様々な要素が含まれる。以下では、それぞれの要素ごとに、ＡＳＤに関する当事者研究がどのような挑戦を行ってきたのかを紹介する。

5-1 情報環境・物理的環境への挑戦

前章で詳細に検討したとおり、既存のASD概念は、コミュニケーション障害という概念によって、少数派と、多数派向けの情報交換やコミュニケーション様式との「間」に発生する障害(disability)を、少数派の中にあるショウガイ(impairment)であるかのように記述している点を再考する必要がある。綾屋紗月は、自らの情報処理特性の非典型性についての知識を踏まえたうえで、聴覚障害のある人々が手話を必要とするように、綾屋も自身の情報処理特性に合った情報保障が必要であると主張している。コミュニケーション障害をショウガイとして個人化するのではなく、必要な情報保障の不提供によって引き起こされるものとして再定義した意味は大きい。

綾屋は、まず情報処理に関連する自身のショウガイを、「記号表現のまとめあげに関する身体的特徴」と「事物のまとめあげに関する身体的特徴」とに二分し、それぞれに対する情報保障のデザイン(図16)を提案している。[1] 以下、簡単に紹介する。

記号表現のまとめあげに関する身体的特徴と情報保障

「記号表現のまとめあげに関する身体的特徴」とは、情報を伝える記号表現である音声や文

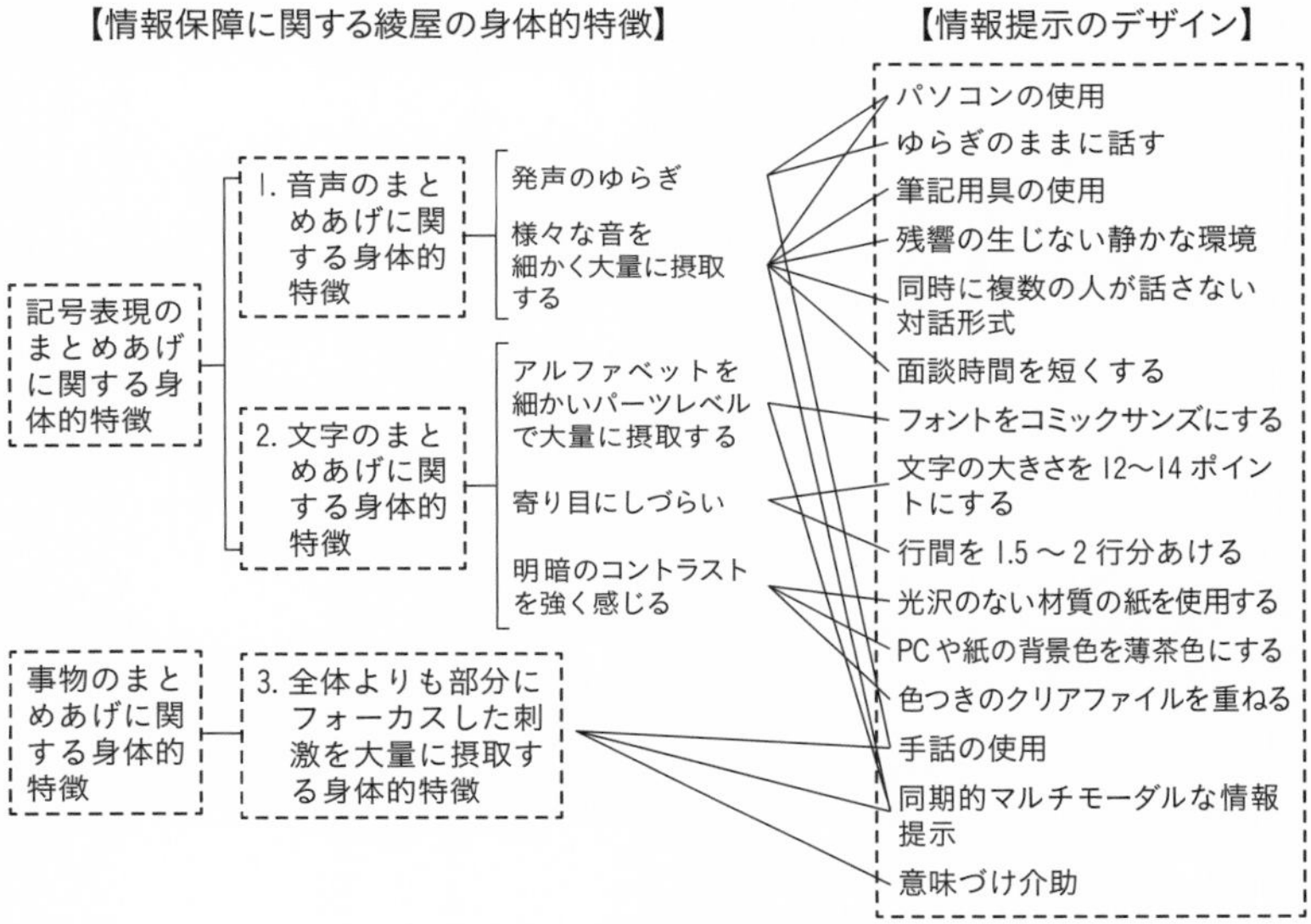
【情報保障に関する綾屋の身体的特徴】
【情報提示のデザイン】
記号表現のまとめあげに関する身体的特徴
1. 音声のまとめあげに関する身体的特徴
発声のゆらぎ
様々な音を細かく大量に摂取する
2. 文字のまとめあげに関する身体的特徴
アルファベットを細かいパーツレベルで大量に摂取する
寄り目にしづらい
明暗のコントラストを強く感じる
事物のまとめあげに関する身体的特徴
3. 全体よりも部分にフォーカスした刺激を大量に摂取する身体的特徴
パソコンの使用
ゆらぎのままに話す
筆記用具の使用
残響の生じない静かな環境
同時に複数の人が話さない対話形式
面談時間を短くする
フォントをコミックサンズにする
文字の大きさを12〜14ポイントにする
行間を1.5〜2行分あける
光沢のない材質の紙を使用する
PCや紙の背景色を薄茶色にする
色つきのクリアファイルを重ねる
手話の使用
同期的マルチモーダルな情報提示
意味づけ介助

図 16　綾屋が提案する情報保障のデザイン

字などの見え方・聞こえ方・発し方のことを指す。人から発せられた単なる聴覚刺激や視覚刺激から、特定の意味をもった音韻や模様のパターンを抽出する過程や、パターン化された音韻や模様を生み出す過程は、身体的特徴によって異なるものになる。その結果、定型発達者に合わせてデザインされた記号表現が、少数派にとって使いにくいものになる。以下、綾屋の記号表現のまとめあげに関する身体的特徴を、音声と文字に分けて説明する。

●音声

前章でも詳述したように、発声の調整に関する困難については、ＡＳＤ者のほうがフィードバックの変化に気づきやすく、言いよどみが多いという特徴が影響を与えている可能性がある。また、ロンバール効果が生じにくいという実験結果からは、「このくらいの運動指令で、このくらいの声が出るだろう」という予測を前提とした声の調整に難しさを抱えている可能性が示唆される。

さらに、聞こえ方に関しては、様々な音の情報が大量に聞こえてしまい、耳を傾けるべき一つの音に注意を絞り込めない傾向があり、にぎやかな居酒屋などでは、人々の会話、ＢＧＭ、食器の音などがすべて等価に聞こえるため、声が聞き取れなくなるという[2]。先述のように綾屋は、選択的に聞きたい音だけを聴取することが苦手なことから、「このくらいのシグナル／ノイズ比であれば相手に自分の声が聞こえるはずだ」という予測が周囲の定型発達者と一致しないため、ロンバール効果を可能にする予測学習をしにくいのではないかと解釈している。

●文字

文字について綾屋は、中学校に入学した後「英単語や英文の文字がチラチラと点滅するように動いて見える」という症状を自覚するようになった。長文であればページ一面に広がるアルファベットが点滅しながら動くので、吐き気とともに目で追っている場所をすぐに見失った。それでも無理をして学習を続けたある日、バンッという衝撃が走った後、まぶしくて全く目が開けられない状態に陥った[3]。この高校時代のエピソードは、綾屋の自伝的記憶において大きな出来事となった[4]。

前章で述べたとおり、こうした文字の見え方に関して当事者研究を続けたところ、物を見る際に、全体よりも部分にフォーカスしがちであるという仮説が立った。アルファベットであれば「○」や「|」といった各アルファベットに共通するいくつかの基礎的なパーツのレベルにフォーカスしている可能性がある。しかも、抽出するパーツは高速で入れ替わるため文字がちらついてしまい一文字ずつ判別しづらくなるのではないかと推測された[5]。その後、各アルファベットの基礎的なパーツが不揃いであるコミックサンズ(Comic Sans)というフォントを試したところ文字の点滅があまり生じないことがわかった[6]。

また先行研究を調べるうちに、「文字が小さくなるにつれて読みづらさが増す」「文字が動いて見えるためアルファベットの順序が入れ替わってしまい、なかなか英単語を覚えられない」[7]「長時間の学習で眉間《みけん》、首、肩、あごの筋肉が痛くなる」「物が二重に見える」という綾屋の経験は、両目を寄り目にしづらいために近くのものに焦点を合わせることが困難な「輻輳《ふくそう》不全」という身体的特徴によって引き起こされている可能性を知った。輻輳近点距離測定を行ったところ、正常は八センチ以下であるのに対して綾屋は一一センチであり、輻輳不全が示唆された。先行研究でもASD者の場合、輻輳不全が合併しやすいと報告されている[8]。

さらに綾屋には、4-3節で述べたとおり、「明暗のコントラストを強く感じる」という傾向もあり、特に光沢のある真っ白な紙の上に黒い文字が印字されているような場合は目を開けていられないほどである[9]。こうした特徴は先行研究で「ビジュアル・ストレス」と呼ばれるものに近く、ビジュアル・ストレスの傾向を測る「アーレン自己診断テスト(Irlen Self Tests short form)」という質問紙を使ったところ、正常は五点以下なのに対し綾屋は一四点と高い値だった。

●記号表現に注目した情報保障

以上の理解を踏まえ、綾屋は記号表現に注目した情報保障を提案している。

発声の困難に対して小学生の頃から有効だったのは、パソコンによる文字表現を代替的に用いることや、手話の使用だった[10]。

「様々な音を細かく等価に摂取すること」に対しては、ノートに記録したり、パソコンに打ち込んだりしながら、音の記憶が消える前に大急ぎで記録していくことで対処している。静かな環境であっても、吹き抜けやコンクリートの壁がある空間だと反響音が残るため聞き取ることができない[11]。会話でも、複数の人々の発話が重なりながら盛り上がるスタイルではなく、一人ひとりが順番に話すスタイルだと、聞き取りの負担が格段に減少する。

にぎやかな場所で話を聞き取らねばならないときに効果的なのが、音声とともに他の感覚情報を同期的に用いることである。これを綾屋は「同期的マルチモーダルな情報提示」と呼んでいる。たとえば「音声＋口形」という組み合わせは最も重要であり、話者がマスクをしていると著しく話が聞き取れず、逆にはっきりとした口形だと明瞭に聞き取れる。またテレビ字幕の「音声＋文字」という組み合わせは役に立つ。「音声＋振動」という組み合わせにも効果があり、話者ののど元に指をあて、指先から話者の音声と同期した振動情報を取得すると、雑音下でも話者の音声を選択的に抽出しやすくなる。

文字については、コミックサンズというフォントが効果的であったことはすでに述べたが、輻輳不全に対しては、文字の大きさを一二ポイント以上にし、行間を一・五〜二行分あけることが有効であり、「明暗のコントラストを強く感じること」には、①光沢のない材質の紙を使用すること、②背景色を白ではなく薄茶色もしくは薄クリーム色にすること、③背景色が白の場合は色つきのクリアファイルを上に乗せること、によって識字の助けになることがわかった。

「同期的マルチモーダルな情報提示」を活用した識字支援として、英単語・英文の音を聞きながら単語を覚え、発話を真似るアプリで実験を続けている。その結果、英単語を見た瞬間に音の記憶と口の運動制御信号の記憶が想起されれば、文字がちらついて壊れる前に意味にたどりつけるとわかった。

記号内容のまとめあげに関する身体的特徴と情報保障

細かい情報を大量に摂取するという身体的特徴は、音声や文字といった記号表現に限らず、記号表現が指示する事物、すなわち記号内容を受容する場合にもいえる。[12]

●記号内容のまとめあげに関する身体的特徴

綾屋の意識には常に、身体内外から数多くの刺激が次々に届けられており、その際、全体よりも部分にフォーカスしていると考えられる。視覚の例でいえば、4-3節で見たとおり、他者の顔を目、鼻、口、皮膚、髪などの部分情報で細かく記憶しがちであり、顔の全体像は曖昧に記憶しているようだ。[13] これは、記号表現(シニフィアン)が指し示す事物(シニフィエ)の中に特定のパターンを抽出する際にも、周囲との間にすれ違いが生じることを示唆する。

このような事物のパターン化の粒度の違いは、顔などの対象物を認識する際のすれ違いにとどまらず、ひとまとまりの行為単位や文法のまとめあげ、複数名が織りなす相互行為や会話における連鎖パターンや文脈のまとめあげ、断片的なエピソードから物語を作る際のまとめあげなど、様々な階層において生じる。[14]

私たちは経験したり記憶したりしている事物を、様々な階層における様々なパターンのいずれかにあてはめることで、その事物に「意味」を付与している。しかし、同じ事物に囲まれていても、あてはめる階層やパターンが周囲と異なる場合、周囲の人々と意味を共有する機会が得られにくくなる可能性がある。周囲と共有されない意味には確信がもてない。事物を見聞きできているのに、事物の意味が判然としない状況を、綾屋は「見えているけど(意味が)見えない」「聞こえているけど(意味が)聞こえない」と表現している。このような「事物のまとめあげにおけるすれ違い」に対しても、情報保障が必要であると考えるべきであろう。

●事物のまとめあげに注目した情報保障

事物のまとめあげのすれ違いには、「同期的マルチモーダルな情報提示」と「意味づけ介助」が役に立つ。綾屋にとって一番顕著なのは、音声日本語と日本語対応手話が同時に入ると、どちらか一方だけのときと比べて格段に意味がクリアになり、「わかる」感覚を得られることである。[15]

たとえばある話者が「一面の花」という音声を発した場合、綾屋はそれを聞いて「背丈ほどもあるヒマワリがうっそうと生い茂る花畑」「遠くの丘まで広がる芝桜」など複数の事物を思い浮かべることになる。しかし、その話者が音声と同期して日本語対応手話を伴えば、「一面の」広がり具合がどのような情景なのか絞り込まれることがある。音声と日本語対応手話は、対象物をまとめあげる分節化の様式や、一部構文の様式が異なるため、それらを同期して提示したときに、「どのような対象物が、どういった時空間的配置をとっているか」という事物の特定を、より具体的に絞り込んで伝えられるケースが生じやすいように思われる。より部分的な階層で意味が特定されたときに「わかった」と感じられることが多い綾屋にとって、このような複数言語の重ね合わせによる絞り込みの効果は大きいと考えられる。

また4-3節で先述のように、特定の事物に対して、綾屋と、もう一人(もしくは複数人)が「あれはこういう意味ではないだろうか」とやりとりしながら、事物の意味を共同で絞り込む「意味づけ介助」も役に立っている。意味づけ介助は、意味がわからずハッとした体験を、できれば現場を共有していた他者と事後的に振り返り、「確かにあのときハッとしましたよね」といった形で、ハッとした感情を共有することから始まる。そしてそのハッとした瞬間をトピックに、その場にいた人々の過去の経験や意図、自分の立場、両者の利害関係など、その場では直接観察し得ない周辺情報を推測しあう、正解のない帰属段階のコミュニケーションを重ねていくことだといえる。意味づけ介助があるとないとでは、その日の夜に起きるフラッシュバックの量が変わってくるという。

以上、本節では、社会モデルに基づいて、ＡＳＤ者をインクルージョン（包摂）する情報環境・物理的環境を実現するために、ショウガイ理解を踏まえたうえでの情報保障の探究を行った。そして、二〇〇八年以降、綾屋と筆者が行ってきた当事者研究の中から、情報保障に関連するものを紹介した。先に掲げた図16はそこで得られた知見を要約したものである。

ただし、本書では何度も述べているように、ＡＳＤ概念が障害を記述している以上、ＡＳＤと診断される人々のショウガイは異種混淆《こんこう》的なものになる。ゆえに、一人ひとりに合った情報保障のあり方にも多様性がある。本節では、先行研究や筆者らが行った実証実験などを参照し、比較的多くのＡＳＤ者に共通する部分を記載するよう注意はしたものの、概念上の問題がある限り、多様性を捨象することは不可能である。したがって図にまとめた情報保障の具体例を個別の支援現場に押し付けてはならず、もしかすると役に立つかもしれない候補として心にとどめておく程度にする必要がある。

本書で伝えたいより重要な点は、当事者研究の結果というよりもむしろ、当事者研究の方法そのものにある。綾屋と筆者が行ってきた当事者研究を、今度は読者の皆さん自身や、皆さんが今まさに支援している具体的なＡＳＤ児者と行ってほしいのである。各地でこうした試みが展開し、その成果をデータベースとして共有する体制が実現することによって初めて、本書が掲げる目的は達成されるだろう。

5-2 人々の価値観や態度への挑戦

日本政府が二〇〇七年に署名、二〇一四年に批准した「障害者の権利に関する条約(CRPD)」には、障害(disability)についての説明として、「ショウガイ(impairment)のある人と態度及び環境に関する障壁との相互作用」と書いてある。つまり、建物や道具、サービスや制度といった物理的な環境だけでなく、人々の「態度」も障壁となりうるということを明示的に謳っているのである。たとえば、地域の中にグループホームを建設しようとしたところ、住民から反対運動が起きたという場合、地域住民がもっている障害のある人々への差別的な態度が障壁となっている。

残念ながら私たちが住むこの社会には、ショウガイのある人々等、マイノリティに対してネガティブなレッテルを貼るような価値観がまだまだ蔓延しており、そうした価値観が差別的な態度としてマイノリティに向けられている。そうした価値観や態度は、1-1節で述べたような、周囲の人には聞こえない声が聞こえるであるとか、周囲の人と大きく異なる認知の枠組みや信念体系の中で生きる苦労を抱える当事者や、1-5節で述べたような、貧困や違法薬物使用による刑務所処遇など、重複的な社会的排除にさらされた依存症者にとって障壁となっている。

彼らは、当事者同士で集まる自助グループでの活動を超えて、グループの外に広がる社会の価値観や態度に挑戦する運動的な働きかけをしない限り、生き延びる場をもてずにいることになる。第3章で述べたとおり当事者研究は、パターンと物語の両面から等身大の自分を発見し、公開していくことで、社会が広く共有する価値観や知識を更新する実践である。本節では当事者研究の運動的な側面のうち、社会の価値観や態度への挑戦について扱う。

社会的障壁としてのスティグマ

態度のレベルで起きる障壁を理解するには、スティグマ(stigma)という概念を理解する必要がある。私たちは、「ショウガイ者」「同性愛者」「女性」など、様々な属性を使って人々を分類している(**ラベリング**)。本当はショウガイ者と十把《じっぱ》一絡《ひとから》げにはできず、一人ひとりは個性をもっているにもかかわらず、ショウガイ者全体をひとくくりにした典型的なイメージ(**ステレオタイプ**)をもちがちである。さらに、一部の属性に対しては偏ったネガティブな価値観(**偏見**)をもち、その人たちを地域社会から**隔離**したり、社会的ステイタスを奪ったりといった形で、差別的に扱ったりすることさえある。スティグマというのは、**権力関係のもとで**、一部の属性に対してこうしたラベリング、ステレオタイプ、偏見、差別が起きる現象のことである[16]。ラベリング、ステレオタイプ、偏見は心の中にあるスティグマだが、差別はスティグマが行動を伴って現れ出たものである。

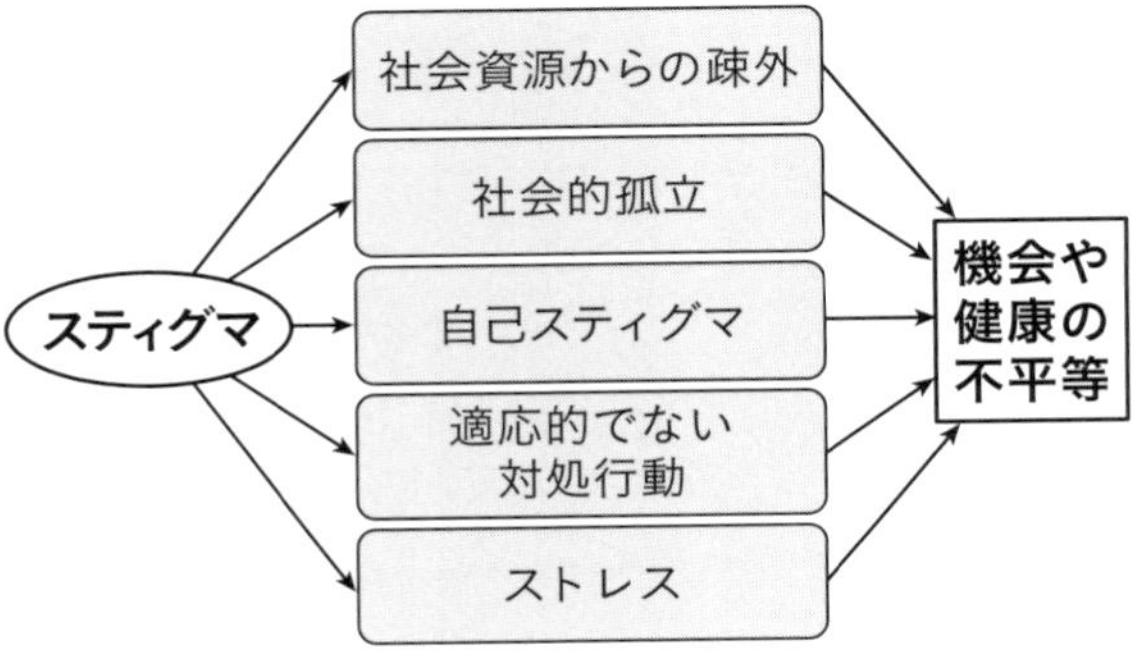

図 17　スティグマが機会や健康の不平等を引き起こす

スティグマ現象は、その属性を付与された人から、住居を奪ったり、雇用や収入を奪ったり、教育機会を奪ったり、人間関係を奪ったり、心身の健康を奪ったりすることが証明されている。[17] **図17**にあるように、スティグマは社会資源へのアクセスを妨げ、当事者を社会的に孤立させ、頼るもののない中、消去法で薬物使用などの適応的でない対処行動へと水路づけ、その結果、機会や健康の不平等を引き起こすものでもある。

スティグマは大きく三種類に分類できる。一つ目は、家族や親族、同僚、医療関係者など、周囲の非当事者が当事者に対してもつスティグマで、これを、**公的スティグマ**と呼ぶ。ショウガイ者の多くは、日々の体験を通してこの公的スティグマを自己の内面に取り込んでしまい、「私は社会的に劣った恥ずべき存在だ」という自己批判を行うようになり、非当事者への憧れをもつこともある。スティグマの二つ目は、このようにして当事者自身がもつスティグマであり、これを**自己スティグマ**と呼ぶ。第2章でも述べたように、戦後日本の当事者運動をリードした青い芝の会神奈川県連合会の横塚晃一は、「私達障害者の意識構造は、障害者以外は全て苦しみも

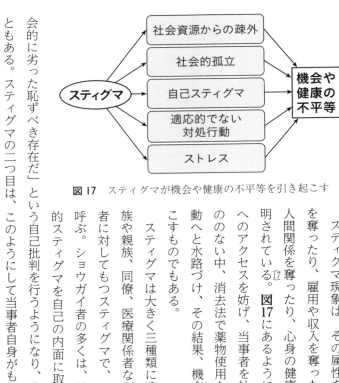

悩みもない完全な人間のように錯覚し、健全者を至上目標にするようにできあがっております。つまり健全者は正しくよいものであり、障害者の存在は間違いなのだからたとえ一歩でも健全者に近づきたいというのであります」と喝破し、ショウガイ者自身がもつこうした意識構造のことを、「内なる健全者幻想」と呼んだ。これはまさに、自己スティグマのことを言い当てた概念といえるだろう。

図17にもあるように、この自己スティグマは社会参加の機会や健康を奪い、症状の悪化や社会的活動の減少を招く。その結果、多数派が当事者と接する機会が減少し、多数派の側で「ショウガイ者は異質な存在である」という考えが働きやすくなり、公的スティグマが強化されてしまう。つまり、公的スティグマが当事者に内面化されて自己スティグマを引き起こすだけでなく、自己スティグマが公的スティグマを強化するという、悪循環が成立しているのである。

三つ目は、この悪循環を維持させている、ショウガイにまつわる法令や政策、規範などの社会構造であり、これを**構造的スティグマ**と呼ぶ[18]。第2章では、当事者研究の狙いについて、多数派が構築している集合的予期(社会規範や客観的知識)を、少数派を包摂するものへと更新することであると述べたが、これはまさに、構造的スティグマへの挑戦が当事者研究の主題の一つであることを意味している。たとえばアメリカの研究では、非異性愛者への包括的な支援政策をもつ州の非異性愛男性は、同じ州の異性愛男性と同程度の健康状態だが、限られた政策しかもたない州の非異性愛男性は、同じ州の異性愛男性よりも健康状態が悪いことが報告されてい

データといえる。これは、政策によってマイノリティの健康格差を少なくすることができることを示唆する[19]。

当事者の語りがもつスティグマ低減効果

では、世の中に蔓延するスティグマをなくすには、どのようにしたらよいだろうか。一つには、これまで当事者運動が実践してきたように、法令や政策についてスティグマを助長しないものへと改正することが必要不可欠である。

それ以外にも、これまでの研究では、精神障害や薬物依存症に対するスティグマを減らすのに最も有効な介入法の一つは、当事者から「異議申し立て」や「教育」を施されるのではなく、当事者が正直かつ等身大の経験や思いを語る「交流に基づく学習」に触れる機会を多数派がもつことだといわれている[20]。そして、**交流に基づく学習を促進する最も良い方法は、当事者が子どもの頃から、隔離されることなく地域社会の中で、周囲の住民と顔の見える関係を築いていくこと**に他ならない。

第2章でも述べたように、横塚もまた、ショウガイ者たちが内なる健全者幻想(自己スティグマ)から抜け出すために必要な運動は、物理的な環境や制度の改善といった領域にとどまるものではなく、小説家や彫刻家、絵かきなどのように、少数派がもつ「独特な考え方なり物の見方なり」を集積して、独自の世界をつくり世に問うものでなくてはならないと主張した。そして、そのようなある種の表現のためには、社会の側のみを凝視するのでは足りず、それがどんなに辛くても、自分の姿をはっきりと見つめることが大切だと言った。横塚は、鏡の前で自己を見つめることと、社会の偏見・差別と闘うこととを往還することの重要性を述べたが、「正直かつ等身大の語り」こそが、スティグマを低減させる大きな政治的な力をもっているという近年の研究は、筆者に横塚の言葉を思い起こさせるものである。

ここで横塚は明らかに、少数派が受動的な消費者ではなく、独自の世界をつくる生産者になることの重要性を述べている。1-3節でも触れたように、アーレントは政治性を維持するうえで、人間は消費や労働といった私的空間に囲い込まれるのではなく、等身大の表現を通じて個と世界を現出させる公的空間が必要であると主張したが、横塚もまた差別・偏見に挑戦する運動を維持するうえでの公的空間の重要性を直感していたのではないかと筆者には思われる。そして、当事者研究が生み出し、公開しようとする等身大の自伝的な語りは、政治性を担保するそうした表現を通じてスティグマ低減に寄与しうるものなのではないか。これが、筆者の作業仮説である。

主観的世界の共感的理解を通じたスティグマ低減プログラム

当事者研究はスティグマ低減効果をもつ、という作業仮説を検証しようという研究の例を紹介しよう。

1-3節でも触れたように、ショウガイには、周囲から見えやすい身体ショウガイのようなものもあれば、見えにくい精神ショウガイや発達ショウガイのようなものもある。先行研究では、後者の方がより強いスティグマの対象となりやすいという報告もなされており、その理由として、「本人の努力や心がけで、その状態から脱することができると誤って信じられている属性は、スティグマを負いやすい」という**帰属理論**が提唱されている。[21] 帰属理論によれば、その存在に気づかれにくい、あるいはその効果が過小評価されやすい精神ショウガイや発達ショウガイは、「わがまま」「怠けている」などの誤解にさらされやすく、それゆえにスティグマの対象になるということになる。帰属理論は、依存症、貧困や生活保護、肥満、学歴などに関連したスティグマをよく説明するものである。

筆者らは、ASDという見えにくいショウガイへのスティグマを低減させるために、見える化する技術が役に立つのではないかと考えた。そこで、4-4節でも紹介した、ASDの視覚世界をリアルタイムで再現するヘッドマウントディスプレイ(HMD)型視覚体験シミュレーターを用いて、少数派の主観的世界を体験することで多数派の公的スティグマを減少させるワークショップの開発に着手した。

ところが先行研究を調べているうちに、統合失調症の幻聴や幻視のシミュレーターを体験した健常者は、当事者への共感性や敬意は高まるが、その社会的な距離感(身近にこのような当事者にはいてほしくないという感覚)はむしろ広がり、逆効果であるという報告がなされていることを知った。[22] スティグマを増大させかねないシミュレーターなどの疑似体験と、スティグマを減少させる当事者の正直かつ等身大の自伝的語りとの違いは何だろう。

疑似体験は、シミュレーターを使った最近の取り組み以外にも、たとえば車いす一日体験など、様々なものが試みられてきた。筆者が車いす一日体験に対して抱いてきた違和感の一つは、その「スナップショット性」である。一日十数時間、何十年にもわたって車いすに乗ってきて、もはや体の一部といってもよい道具になった当事者の主観的体験と、数時間だけ車いすに乗った人のスナップショット的な体験が同じはずはない。一日体験を通じて強い印象として刻み込まれるのは、「街中に段差が多いこと」である一方で、当事者の多くにとって町中の段差は良い意味でも悪い意味でも「日常の風景」になってしまっており、むしろ「アパートへの入居拒否」などが鮮烈な記憶として焼き付いていたりする。個々の出来事は、数十年にわたる車いす生活という文脈の中でその意味や印象の強弱が与えられるが、スナップショット的な疑似体験ではそうした長い時間的スパンを伴った文脈がそぎ落とされるため、体験の意味が当事者とずれてしまう。たとえて言うなら疑似体験は、自伝全体を読まずに挿絵一枚を眺めるようなものなのではないだろうか。挿絵は確かに理解を助けるが、それだけを眺めたのでは本を読んだことにはならない。このように考えると、正直かつ等身大の自伝的語りは、個別の経験に意味を与えるような文脈を提供しうるのかもしれない。

そこで筆者らは軌道修正をし、**表5**のように、シミュレーターと、当事者の語りを収録した映像とを合わせたワークショップを開発した。

ワークショップの効果を検証するために、公的スティグマの度合いを数値化する多次元態度尺度[23]の日本語版を標準化し、これを用いてワークショップ前後の公的スティグマを測定した。日本語版の多次元態度尺度は、不快感情、平静感情、認知、行動という四つの下位項目からなるアンケートである。

表5 シミュレーターと当事者の語りを組み合わせたワークショップ

タイムライン	所要時間	コンテンツ
0:00	5分	イントロダクション
0:05	5分	当日テスト(コントロール群にのみ実施)
0:10	45分	講義(ASD視覚体験シミュレーターの開発方法やASD者の非定型な知覚体験による困難さについて)
0:55	70分	HMDを用いたASD者の視覚疑似体験(1人あたり10分間体験)
2:05	25分	ASD当事者の語りや支援事例についての映像上映
2:30	15分	休憩
2:45	75分	参加者同士による座談会

ワークショップ参加者はランダムにグループA(コントロール群)かグループB(実験群)のどちらかに振り分けられ、どちらのグループも参加申込時に事前テストとして公的スティグマを測定した。その後、グループAはワークショップ開始前に、グループBはワークショップ終了直後に二回目の測定を実施した。さらに、両グループに対してワークショップの約六週間後に三回目の測定をウェブ上で実施した(**図18**)。

その結果、ＡＳＤ者に対するワークショップ参加者の不快感情は体験直後に低減し、不快感情の低減は一時的なものではなく六週間後にも維持されていることがわかった。その一方で、Ａ

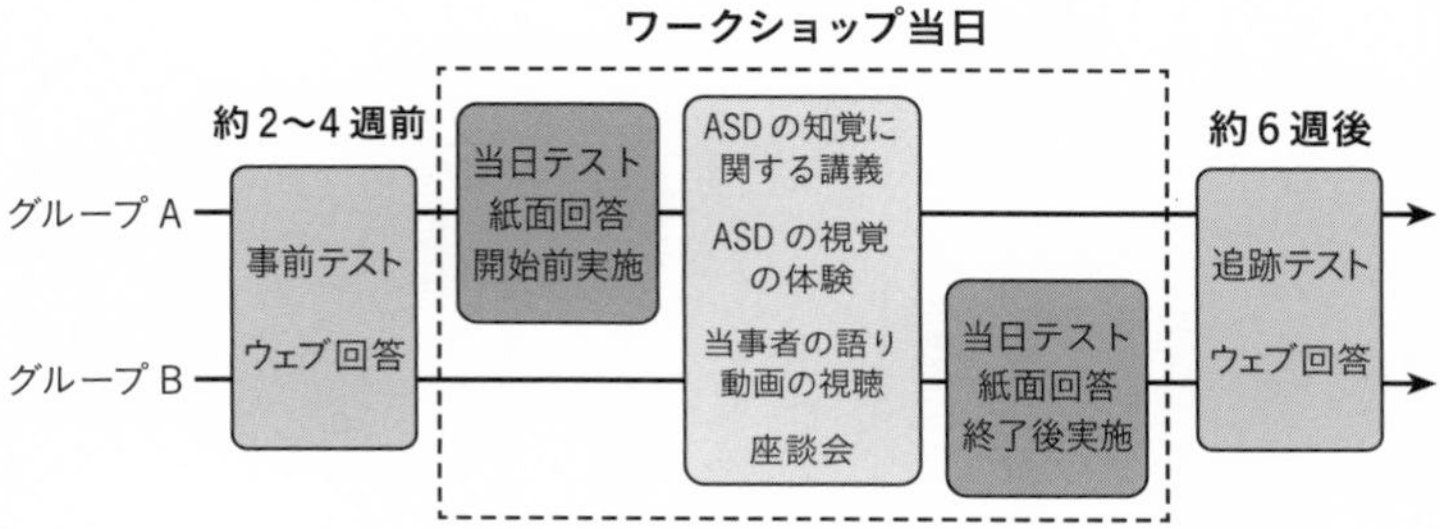

図18　ワークショップの前後も含めた全過程

SD者に対する逃避的な行動(例：席を立ち離れる)は体験直後に変化がなかったが、六週後には増加していた。逃避的な行動が六週後に増加した理由は明らかではない。社会的距離感の増加がもたらされてしまったという解釈も否定しきれないものの、もう一つの解釈としては、ワークショップを通じてASD者のことを以前よりも深く理解したがゆえに、ASD者にとっての快適さを考慮して席を立つという配慮を選択したとも考えられるかもしれない。今後、さらなる研究が必要である。

5-3　医学モデルに基づく臨床研究への挑戦

第2章では、精神障害当事者の参画による回復定義の民主化と、それに基づく精神医療サービスの転換である回復アプローチについて紹介した。イギリスのジェームズ・リンド同盟(James Lind Alliance: JLA)は、こうした健康観の民主化と、それに基づく研究テーマの設定や資金配分を実現しようとする、象徴的な取り組みである。[24] これまで、製薬産業、医療テクノロジー産業、学術界は、新しい研究や治療法開発において先導的な役割を果たしてきたが、彼らの優先順位は必ずしも、当事者の優先順位と同じではない。その結果、潜在的に有益な研究領域の多くが無視されることになる。このような問題意識が、JLA設立の背景にはある。

JLAは二〇〇四年に設立された非営利組織で、当事者[25]、支援者、臨床家が「優先課題設定パートナーシップ(Priority Setting Partnerships: PSPs)」を組み、合議によって、最も重要だと思われる課題を特定し、優先順位をつけることを目的にしている。合議の結果は、研究資金提供者に対して、当事者、支援者、臨床家にとって何が重要なのかを教えてくれる。二〇一三年四月一日以降、JLAの事務局はイギリスの国立の研究機関に置かれている。PSPsのメンバーは協力して、治療効果に関して不確実な事柄を集め、国立保健図書館(National Library for Health)のデータベースに登録する。登録された内容はすべて、既存の知識や研究によってすでに解明されていないかどうか、データアナリストによってチェックされる。こうして残った不確実な事柄は、優先順位づけの合議的プロセスを経て、「優先して研究すべき課題:トップ一〇リスト」へとまとめられる。二〇一二年時点までに、統合失調症、喘息、尿失禁、めまいなど、三〇以上の疾患でリストが発表されている[26]。

しかし、4-1節でも見てきたように、成人のASD者に対して行われている臨床研究については、医学モデルに基づき、ASDを取り除くべき生物医学的な状態とみなし、一つの生き方としてASDを捉えなおす考え方に基づいているとはいえない状況にある。ASD者にとって快適な、独自の自閉的社会性(4-2節)を社会に根付かせることで、生きやすさと社会参加を促進しようという社会モデルの観点はほとんど強調されていない。当事者の視点に基づいて支援のゴールを設定する回復アプローチという潮流も、ASDの分野においては立ち遅れていると言わざるを得ない。

介入としての当事者研究の正当性

以上のような背景を踏まえ、筆者らはASDを中心に、回復アプローチと社会モデルに基づき、当事者主導で「回復を志向する臨床研究」を進めていくことにした。臨床研究は、何らかの**介入**を行ったときの効果を、何らかの**尺度**で測定するという構造をもつ研究である。すでに本書でも繰り返し述べてきたように、当事者研究は発見を目指す研究であると同時に、回復を目指す介入でもある。しかもそれは、当事者運動から社会モデルの視点を受け継いでもいる。ゆえに筆者らは、介入として当事者研究そのものを選択することにした。

第2章で述べたように、当事者研究では自己の物語の真理性を高めることを目指している。さらに4-3節で説明したように、ASDにおいても反芻やフラッシュバック、OGMなど、自己の物語の統合状態(真理性)が損なわれていることを示唆する所見が報告されており、とりわけOGM傾向が「心の理論」のスコアと負の相関関係にある。反芻、フラッシュバック、「心の理論」のスコアの低さは、当事者のウェルビーイングを損なうものとして重要なものだ。

このことは、ＡＳＤ者に対する介入として、当事者研究に正当性を与える一つの根拠といえるだろう。

3-2節でも考察したように、ＡＳＤにおいて自己の物語の統合状態が損なわれる理由として、拙速な医学モデル的説明をしてはならない。生育環境が自己の物語の統合状態に与える影響を考慮に入れると、多数派に包囲されて分断されたＡＳＤを含む少数派の場合、語りを通じて固有の経験を分かち合える身近な他者が得られにくいだけでなく、所属する文化が少数派固有のエピソード記憶に意味を与えるような語りのフォーマットを与えてくれないために、自己の物語が統合されにくいという、社会モデル的な解釈の可能性がある。

ＡＳＤ者による当事者研究は、ＡＳＤ者同士が語りを通じて固有の経験を分かち合う場であり、同時にそこでは、少数派独自の新しい語彙やマスター・ナラティブの発明が行われる。そのことは、ＡＳＤ者の自分に関する知識の構築や、他者への帰属的推論の向上をもたらすのではないだろうか。これが、筆者らの当事者主導型臨床研究の仮説である。

柔らかい支援法の効果検証方法

当事者研究の効果検証を行う前提として考えておかなければならない課題は、当事者研究のように、複雑な現場の状況に即応し、柔軟にその形を変える柔らかい支援法の効果を、どのような研究デザインで評価するのかという問題である。

揺れ動く現場の状況を無視した出来合いの「硬い支援法」を押し付けるのではなく、柔軟な介入方法を行うことで、個別の状況に合わせたきめ細やかな支援が可能になる。その反面、当事者研究のように、様々な要因に合わせて柔軟に形を変える「柔らかい支援法」の効果検証を行うことは、介入内容の統一性を保ちにくいため、一般的には困難だとみなされる。こうした事情から、効果検証はしやすいが現場では使いにくい硬い支援法が優先的に研究され、エビデンスを蓄積していくのに対し、効果検証は困難だが現場で求められる柔らかい支援法は、なかなか研究対象とはなりにくく、ゆえに十分なエビデンスを得られないという状況が存在していた。

しかし二〇〇〇年代以降、こうした柔らかい支援法の効果検証を行う研究方法が整備され始めた。たとえばキャンベルらは、柔らかい介入方法の効果検証を行うための研究デザインを、質的研究と量的研究を組み合わせた五段階からなるスキームとして整理した[27]。**表6**はこの五段階を簡単に整理したものである。

ガブリエルとノーマンドは、アメリカにおける一九四〇年代から現在に至る臨床研究のデザインの変遷を、社会制度や疾病構造の変化、医学的な進歩によって跡づけた[28]。この総説では、二〇一〇年代以降、精神医療のみならず臨床医学研究全般において、身体的状況や環境要因の多次元性と、多様な選択肢の存在のもとで、個々の当事者の価値観に基づいてカスタマイズされた柔らかい介入の効果を検証することのできる、当事者中心の臨床研究のデザインが重視さ一つのやり方である．

②対照群への介入内容の決定

本試験の対照群への介入内容も，第II相で決定される．代替的な介入，標準的なケア，プラセボの中から選択される．標準的なケアは，ときに介入群における介入に匹敵するほど柔らかいこともあり，時間とともに介入内容が変化していく可能性がある．したがって，対照群に提供されている介入内容をモニターしておくことが重要である．無介入対照群の使用は，患者に受け容れられない可能性があるので，すべての参加者が最終的に介入を受ける無作為待機リスト研究も検討する．

③本試験のデザインを決める各種パラメータの決定

第II相は効果量の評価を可能にするために，理想的にはランダム化されるべきである．ここでの評価結果は，本試験のサンプルサイズを計算するための基礎データを提供する．本試験で用いる効果尺度も第II相の段階で試験的に利用される．研究者は，調査対象の疾患または状態に関連する尺度だけでなく，社会経済的状況を測定する尺度なども含めるべきである．そもそも健康状態を評価する尺度が必要かどうかも重要である．もしも専門家の行動変容をねらった介入を評価する研究の場合，変更された行動(たとえば，特定の治療を処方する)が患者の健康状態を向上させるうえで有効であるという明白な証拠さえあれば，介入が行動を変えたことを示すだけで十分かもしれない．

第III相：本試験の実施

本試験では，サンプルサイズ，選択基準および除外基準，ランダム化の方法など，ランダム化比較試験(RCT)において通常扱われる問題に対処する必要がある．被験者レベルのランダム化は，必ずしも実現可能でないし，適切であるとも限らない．代わりに，クラスターレベルのランダム化がよく使われる．また柔らかい介入試験では，当事者，支援者，研究者に，割り当てを隠すことができないことが間々ある．その場合，非盲検化試験の潜在的なバイアスを考慮する必要がある．たとえば介入群と対照群との間で，患者の試験へのコミットメントのレベルが異なると，脱落率に差が生じ，結果の解釈が困難になる可能性がある．一部の患者が強い選好を有する場合，強い選好のない患者は通常

(196 頁へつづく)

表6　柔らかい介入方法の

前臨床・理論相

最初のステップでは，先行研究の調査を通して，検討中の介入方法が，確かに望ましい効果を有する可能性があるという証拠をはっきりさせる．ここで示される証拠は，いわゆる健康科学以外の分野(組織変革理論など)の先行研究から引用することになるかもしれない．さらに，検討中の介入方法の有効性に関して，すでに先行研究がある程度の経験的根拠を提供しているかどうかを調べる．

第Ⅰ相：介入方法を構成する要素の定義

第Ⅰ相は，主に質的研究によって，介入方法を構成する各要素の重要性と，要素間の相互関係についての理解を向上させる．当事者の主観的経験に関する語りから，効果尺度を選択するという過程もここに含まれるだろう．他にもたとえば医療従事者が，「自分たちの診療スタイルを変容するうえで障壁となっている主な要因は，時間や資源の不足だ」と考えている場合に，知識の向上のみに焦点を当てた介入は有効ではないことが予想される．

第Ⅱ相：臨床研究と介入デザインの定義

第Ⅱ相では，第Ⅰ相で集めた情報を用いて探索研究を行い，最適な介入方法と研究デザインを設定する．具体的には，①受容性と実行可能性の判定，②対照群への介入内容の決定，③本試験のデザインを決める各種パラメータの決定を行う．以下，それぞれの内容を説明する．

①受容性と実行可能性の判定

介入の強度と期間が被験者に受け容れられないと判明した場合には，異なる介入方法を試したり，最適な有効性を達成できるように介入方法を調整したりする．また，介入実施者が新しい介入方法に慣れてくるにしたがって，介入効果が徐々に高くなっていくという，いわゆる「学習曲線」が存在しているかどうかもテストする．学習曲線が存在する場合，試験の初期から効果的な介入を確実に提供するために，被験者の正式な募集開始の前に導入期間を設けるかどうかを検討する．

また，介入の実施における臨機応変さと統一性のバランスを決定する．具体的には，介入の一貫性を促進するための訓練とともに，介入実施者のパフォーマンスへのフィードバックを提供するために，介入場面を録音・録画するのもどおりランダム化されるが，強い選好をもつ患者は本人が希望する治療を受けるという「選好試験デザイン」を使用してもよい．しかし，そのような試験の結果は解釈が難しい．

柔らかい介入試験から得られた知見は，将来その介入が実施される可能性が最も高い状況と同じ状況で実施された場合に，より一般化できる．たとえば適格基準は，将来介入が提供される可能性のある属性の被験者をなるべく除外してはならない．さらに本試験の介入群における，介入の実施プロセスに関する質的研究は，治験の妥当性をより強めることができるので推奨される．

第 IV 相：効果的な社会実装の促進

第 IV 相では，脱落の防止，介入の安定性，対照群の拡大，および有害な影響の可能性に特に注意を払い，現場における介入の実装を検討する．そのような活動のための資金調達メカニズムは現在確立されていない．

れるようになったことを指摘している。こうした研究デザインの最近の動向も踏まえながら、当事者研究の効果を検討しなくてはならない。

当事者研究のやり方研究会

先述した、介入としての当事者研究の正当性に関する記述は、五段階スキームのうち、前臨床・理論相に相当する議論である。次の第I相として、質的研究によって、介入方法の詳細や尺度の選定など、臨床研究を構成する各要素の定義を行う必要がある。第I相以降のステップを当事者主導で行うために、二〇一五年六月から二〇一六年八月にかけて、月に一回程度、当事者研究の経験が豊富な三つのグループ、すなわち、統合失調症を中心とした「浦河べてるの家」、トラウマや薬物依存症を中心とした「ダルク」、発達障害を中心とした「おとえもじて」で定期的に「当事者研究のやり方研究会[30]」を開き、A

SD者向けの当事者研究マニュアルと、これを用いた臨床介入研究のプロトコールを作成した。以下では、尺度の選定と介入方法の設計に分けて、研究会での取り組みを紹介する。

●第I相：当事者視点の回復尺度の選定

当事者の主観に沿う形で回復尺度を選定または構築すべきという考えは、今や主流となりつつあるが、当事者に聞けば当事者視点の回復尺度が得られるかというと、それほど簡単ではない。第2章でも述べたように少数派の多くは、多数派向けにデザインされた集合的予期（社会規範や知識）や公共的な環境に包囲されており、たいていの場合、そこに適応しようと努力を強いられている。そして、内なる健全者幻想や自己スティグマも含めて、多数派の価値観を内面化せざるを得ない状況に置かれている。孤立して多数派に包囲された当事者の思い描く回復像と、仲間との間に何らかの共同性を構築した当事者たちの思い描くそれは、しばしば異なることがあるという認識は重要である。もちろん、後者はコミュニティの種類に依存して多様なものになるという点も無視することはできない。

筆者らは、クラウドソーシングの方法を用いて、マイノリティ・コミュニティに必ずしも属さない当事者にとっての回復尺度を抽出する取り組みも行っているが、同時に、コミュニティを形成して当事者研究を行っているべてるの家やダルク女性ハウスの協力を得て、それぞれのコミュニティの中で共有されている回復像を尺度化する取り組みを行っている。

具体的には、各々のコミュニティにおいて、「自分の回復を感じるのはどんなときか」「仲間の回復を感じるのはどんなときか」という二つのテーマを立て、KJ法によって語りを集積したりしている。その語りから、自己評価式の質問紙票と、仲間評価式の質問紙票を作成している。この取り組みはまだ始まったばかりで、詳しく紹介できる段階にはないが、たとえばダルク女性ハウスにおいて行ったKJ法では、「自分の回復を感じるのはどんなときか」について、「施設のスタッフが警察とつながっているのではないかと疑うことがなくなった」「犬を見ると、麻薬犬だと思ってしまうことがなくなった」「洗濯物を自分で取り込むようになった」などの語りがあり、「仲間の回復を感じるのはどんなときか」については、「動きすぎや動けない状態が少ない」「言葉を憶えた」「自分を責めることが少なくなってきた」「輪の中に入らなくてもいられるようになった」「ミーティングで泣けるようになってきた」「みんなの前で寝られるようになった」「人の世話を焼きすぎなくなった」などが抽出された。しかし、ダルク女性ハウスの尺度については標準化が終わっていないため、臨床研究への活用は今後の課題である。

共同性を構築した当事者たちにとっての回復尺度を探究する別の取り組みとして、最も長く当事者研究を行っている浦河べてるの家では、二〇〇五年から二〇一三年までに寄せられた当事者研究二二五事例のそれぞれについて、「考察」のセクションから当事者研究のメリットに焦点を当てて分析した研究や、精神障害や発達障害の当事者七名を対象に行ったグループ・インタビューの分析が行われている。[31] これらの結果からは、医療社会学者アーロン・アントノフスキーが提唱した首尾一貫感覚（sense of coherence: ＳＯＣ）と類似の概念が抽出された。そこで、筆者らは臨床研究の主要効果尺度として、ＳＯＣを選定することにした。[32] 以下、ＳＯＣに関して簡単に解説をする。

疾病のリスク要因の軽減と除去に関する知見を蓄積していく従来の疾病生成論に対し、健康の回復、保持、増進に関わる健康要因の解明と、健康の回復、保持、増進のメカニズムを解明していく理論を、健康生成論と呼ぶ。[33] 健康生成論はオタワ憲章（一九八六年）に始まる健康促進の基礎理論として評価されており、中でもＳＯＣは全二九問（すべて七件法で回答）からなる自記式質問紙によって測定される尺度として、健康生成論の中核をなす健康要因のうち、中心的な役割を果たすものとされる。[34] ＳＯＣとは自分の生きている世界（生活世界）は筋道が通っている、腑《ふ》に落ちるという感覚であり、（1）自分の置かれている、あるいは置かれるであろう状況がある程度予測または理解できるであろうという「把握可能感」、（2）何とかなる、何とかやっていけるという「処理可能感」、（3）ストレッサーへの対処のしがいも含め、日々の営みにやりがいや生きる意味を感じられるという「有意味感」という、三因子構造をもっていることが知られている。

筆者らは、当事者研究の調査と情報共有を目的とした「当事者研究ネットワーク」のホームページで、二〇一四年八月一二日から二〇一四年一一月一〇日の期間、ウェブアンケート調査を行った。調査項目は、当事者研究の効果に影響を与えうる七要因と、反芻・省察質問紙

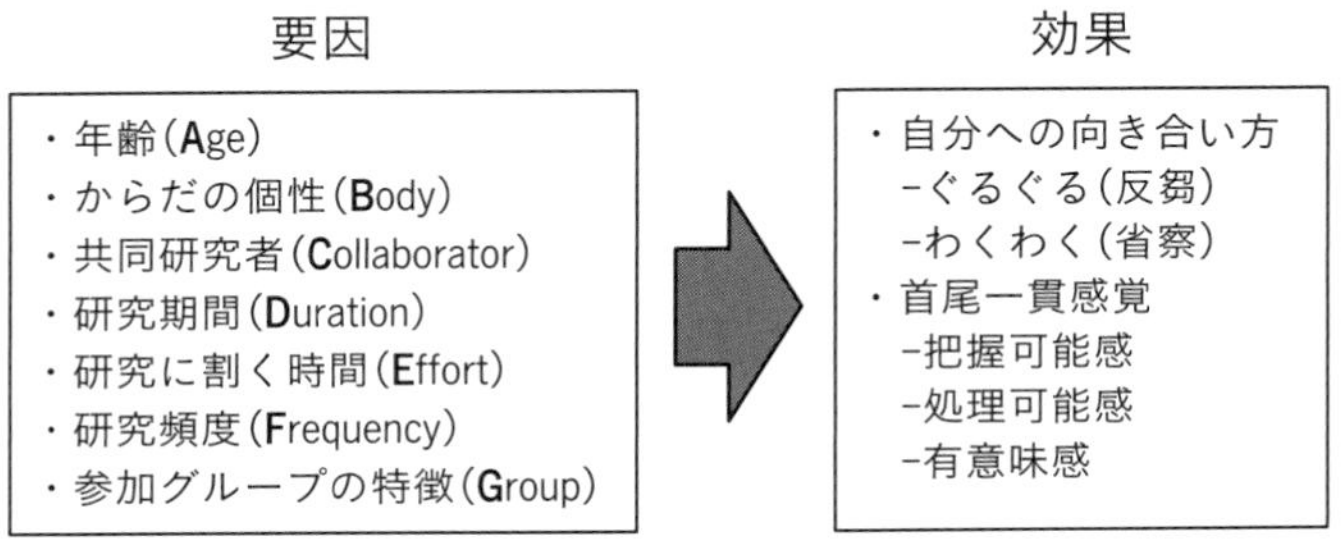

図 19　当事者研究の効果に関する質問紙調査の項目

(Rumination-Reflection Questionnaire: RRQ)日本語版[35]およびSOCである(**図19**)。前者のRRQは、(1)自己への脅威、喪失、不正によって動機づけられた、自己へ注意を向けやすい特性である反芻傾向と、(2)知的好奇心に動機づけられた、自己へ注意を向けやすい特性である省察傾向の二つを測定したものであり、反芻から省察へと移行させるテクニックは、当事者研究の中で重視されている外在化(問題を抱えているとき、問題を抱えているその人と、その問題について研究しているその人とを切り分け、ある種、他人事のように自分を眺める技法)と関連していると考えられる。先行研究では、反芻傾向が低く、省察傾向が高いことが、高いウェルビーイングや問題解決能力、共感能力と関連しているといわれている。

　調査の結果、反芻傾向と把握可能感との間には、互いに強い負の相関関係が認められ、当事者研究によって把握可能感を高めることが、反芻傾向に対して治療的な効果を及ぼす可能性が示唆された。また、ASDの診断をもつ人は、もたない人と比較して、把握可能感が低く、反芻傾向が高い傾向があることもわかった。

また、当事者研究を行っている人は省察傾向が高いこと、研究を継続することが、把握可能感への年齢効果を消失させる傾向が確認された。さらに、誰と当事者研究を行っているかが、処理可能感や有意味感と関連している傾向が認められ、「一人で」∧「支援者・医療者と」∧「同じような困りごとを抱えた当事者と」∧「家族と」の順にその値が高くなる傾向が認められた[36]。

●第Ⅰ相：具体的な介入方法の設計

当事者研究は、必ずしもファシリテーターが当事者であることを要求してはいないが、筆者らは、当事者による当事者のための活動の系譜の中に当事者研究を位置づけることを重視している。したがってＡＳＤの臨床研究を行ううえでも、ファシリテーターをＡＳＤ当事者が担当する前提で具体的な介入方法を設計することにした。

ＡＳＤの当事者である綾屋は、二〇一一年以降、月に一～二回、一回二時間の発達障害者を対象とした当事者研究会を継続してきた[37]。当初は、専門家による管理や監視のない当事者研究の場が、安全に語れる、発見に満ちた状態を維持するために、どのようなファシリテーション技法が必要なのか、という問題が存在していた。綾屋が戸惑ったのは、情報を細かく大量に受け取ってしまい、意味や行動のまとめあげがゆっくりであるという傾向をもつ自分には、即興的にその場で展開していくべてるの家の当事者研究の方法を用いた進行が難しい、ということだった。そこで依存症自助グループの伝統的なミーティング形式である「言いっぱなし、聞きっぱなし」という方法を用いることにした。「言いっぱなし、聞きっぱなし」とは、話者は他者の応答を気にせず、自分の経験や思いを正直に話すことだけに集中し、聞き手は相槌《あいづち》や質問、目線を合わせるなどの応答をせず、聞くことだけに集中するというルールのことである。この方法によって、即興的な意見のやりとりをしなくても、テーマに沿って一方的に感覚や経験を語り、人の発言を聞くスタイルを作ることができたため、綾屋でも当事者研究会が継続可能になった。

実践はすべて音源記録しており、エスノメソドロジー／会話分析という質的分析によって、「言いっぱなし、聞きっぱなし」という順番交代のルールが、ＡＳＤ者にとって語りやすい環境を提供している可能性を見出した。[38] たとえば、一般的な会話のやりとりのルールと異なり、①座席順によってマイクを回すことで話す順番の指定を行っているため、「なぜ・今・私が・ここで順番をとって・この内容を・語るのか」を示す必要がない、②次の話者に対して順番を割り当てることなく、発話者の発言は自ら終了に持ち込まれる、③聞き手が話し手の語りの直後に、「そうだったんですね」「たいへんでしたね」といった語りの受け取り方を示すことなく、司会は発言順番の終了を形式的に「ありがとうございました」とだけ述べて引き取る、④話し手が特定の相手を宛先にして語ることも、現在の話し手が次の話し手を指定することもなく、発言者は参加者全員を受け手として語る、という秩序を備えていることがわかった。

こうした秩序が個々の語りに与える帰結には、①それぞれの発言者に語りのための自由なスペースを確保する効果、②共通理解への期待から解放されることで自由に語られ、聞かれることを可能にすることで、語りの連鎖ではなく、語りの集積を形成することになる効果、③語りの集積から経験についての新たな分節化を作り出す効果、などが考えられた。そのことによって、語られた経験が、経験の共通性と相互理解へと埋没することを防いでいると考えることができる。結びつきへの指向を断ち切ったうえで、それぞれの語りは研究会の場に陳列され、並置されることにより、参加者はそれぞれの語りを新たな仕方で眺めることが可能になる。それゆえに、参加者は語られたそれぞれの経験に共通する新たなパターンや経験の分類の仕方を「発見」という様相のもとに経験することができるといえる[39]。

加えて実践の中で、ＡＳＤ者の当事者研究を進めていくうえでは、定型発達者の特性や定型社会の暗黙のルールに関する知識が必要という認識に至った[40]。そこで二〇一四年に、当事者から「定型発達者、定型社会のここがわからない」という意見を抽出し、様々な専門領域からの回答を講義形式でレクチャー、意見交換をする「ソーシャル・マジョリティ研究会」を立ち上げ、その成果をテキスト化した[41]。

以上のような試行錯誤的な実践と分析を踏まえ、具体的な介入と測定のプロトコールを作成した。以下、プロトコールの概要について述べる(**図20**)。

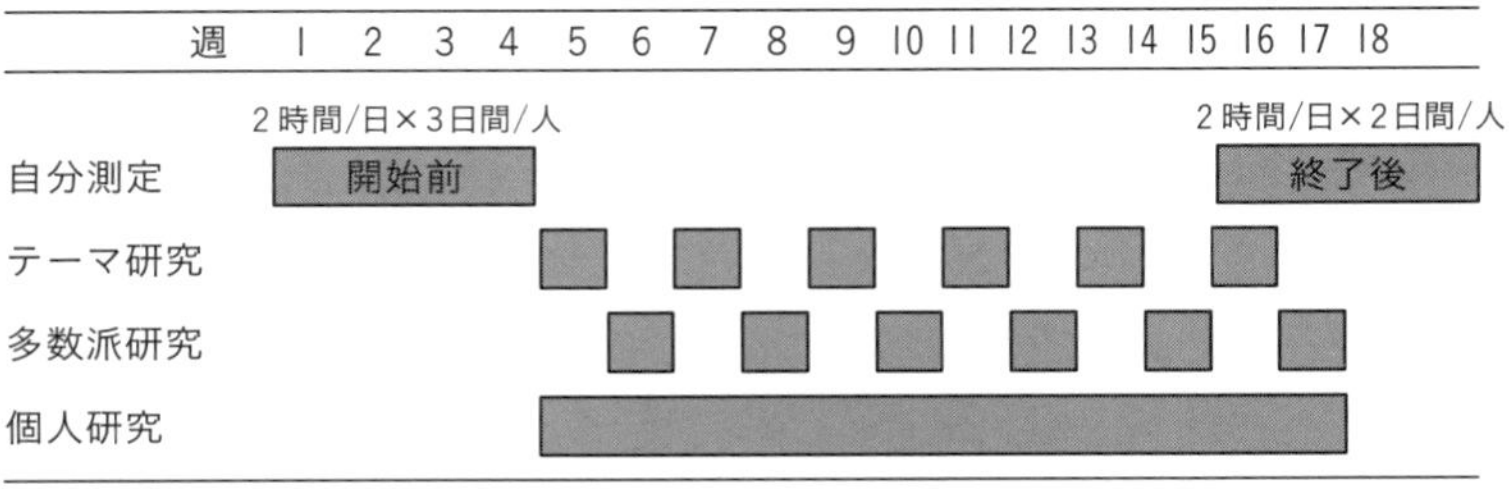

図 20　プロトコールの全体像

介入は、毎週一回二時間で、参加者は**八人が一グループ**になって、**全一二回**(一二週)にわたるプログラムに参加することになる。一二週間の間、グループのメンバーは変わらない。すべての回で、**ファシリテーターは二名である。**

プログラムへの参加者は、プログラム開始前と終了後の二回、様々な測定(**表7**のⅠ：面談、Ⅱ：検査、Ⅲ：アンケート、Ⅳ：実験、Ⅴ：MRI撮影)を行う。これを、**自分測定**と呼ぶ。

自分測定の後に参加する一二週間のプログラムは、**テーマ研究**、**多数派研究**、**個人研究**という三つのサブプログラムが組み合わさってできている。テーマ研究と多数派研究は隔週で交互に行うが、個人研究は毎週行う。二時間のうち、**前半の一時間はテーマ研究または多数派研究**を行い、**後半の一時間は個人研究**を行う。以下、三つのサブプログラムの内容を簡単に説明する。

〈言葉をつくる「テーマ研究」〉

「感覚過敏ってどんな感じ?」「ぐるぐるってどんな感じ?」など、毎回参加者が選んだテーマを設け、自分の経験にぴったり合

表 7　自分測定の項目一覧

	評価項目	所用時間	登録前	開始前	終了後
I	I-1. 登録番号と登録日	—	○	○	○
	I-2. 氏名	—	○		
	I-3. 生年月日	—	○		
	I-4. 性別	—	○		
	I-5. 住所	—	○		
	I-6. 連絡先	—	○		
	I-7. 診断情報	—	○		
	I-8. 日本語版ウェクスラー成人知能検査第 4 版	90 分	○		
	I-9. 日本語版自閉症スペクトラム観察検査第 2 版	60 分	○		
	I-10. 日本語版精神科構造化診断面接	30 分	○		
II	II-1. ハミルトンうつ病評価尺度 17 項目版(HAM-D17)	10 分		○	○
	II-2. 日本語版自伝的記憶課題	20 分		○	○
	II-3. 目課題	10 分		○	○
	II-4. 不作法課題	5 分		○	○
	II-5. 文字/単語流暢性課題	10 分		○	○
	II-6. ウィスコンシン・カード・ソーティング課題	5 分		○	○
	II-7. ストループ課題	5 分		○	○
III	III-1. 対人応答性尺度第 2 版(SRS-2)	15 分		○	
	III-2. 日本語版コナー成人 ADHD 質問紙(自己記入式)	15 分		○	
	III-3. 反芻・省察質問紙日本語版	10 分		○	○
	III-4. 首尾一貫感覚(SOC)	15 分		○	○
	III-5. 自記式文章完成法自伝的記憶課題	8 分		○	○
	III-6. 日本語版ピッツバーグ睡眠質問票(PSQI-J)	10 分		○	○
	III-7. 日本版 TAS-20 トロント・アレキシサイミア尺度	5 分		○	○
	III-8. 新版状態-特性不安尺度	10 分		○	○
	III-9. 日本語版 36 項目短縮版健康調査質問紙第 2 版	15 分		○	○
	III-10. 日本版青年・成人感覚プロファイル自己評定質問票	10 分		○	
IV	IV-1. 視聴覚統合(マガーク効果)	12 分		○	
	IV-2. 時間順序判断(視覚-触覚または触覚同士)	45 分		○	
	IV-3. 両手協調運動課題(右手・左手)	10 分		○	
	IV-4. パーソナルスペースとボディイメージの相関	25 分		○	
	IV-5. 自己視点・他者視点と身体イメージに関する課題	30 分		○	
	IV-6. 疼痛下行性抑制系(オフセット鎮痛)の機能評価	15 分		○	
	IV-7. 心拍変動	5 分		○	
	IV-8. 顔画像に対する視線パターン(静止画・動画)	13.5 分		○	
	IV-9. 視覚的探索課題	25 分		○	
V	V-1. 安静時脳機能的結合 MRI	10 分		○	○
	V-2. 拡散テンソル画像法	22 分		○	○

う言葉や表現を、仲間と一緒に共同制作していく。「**言いっぱなし、聞きっぱなし**」というファシリテーション技法を用いる。

〈定型社会を研究対象にする「多数派研究」〉

当事者が語った「定型発達者、定型社会のここがわからない」という疑問点を集め、それを社会学、現象学、認知科学、生理学、エスノメソドロジー／会話分析、語用論などの各分野の専門家とともに考えていくセミナーでテキストと発表スライドを用いた講義（三〇分程度）を受講する。後半は、それを踏まえて「**多数派と自分との差異**」「**どのようなコミュニケーションデザインがあれば、自分にとっての障壁が軽減するか**」について「言いっぱなし、聞きっぱなし」をする。

〈自己理解と少数派同士の共感をうながす「個人研究」〉

参加者自身が、自分の抱えてきた苦労を研究対象にし、そのパターンや物語、意味や自分助けの方法について仮説を立て、日常生活の中で実験的に検証していく。

筆者らは、当事者研究のやり方研究会の中で作成したプロトコールを用いて、東京大学ライフサイエンス委員会臨床審査委員会の承認を得たうえで、第Ⅱ相の探索的な臨床研究を行うことにした㊷。

●第Ⅱ相：受容性と実行可能性の判定

第Ⅱ相では、第Ⅰ相で集めた情報を用いて探索研究を行い、最適な介入方法と研究デザインを設定しなくてはならない。具体的には、①受容性（参加者の利益になりうるか）と実行可能性（スタッフやファシリテーターの負担や予算など、実行可能な計画になっているか）の判定、②対照群への介入内容の決定、③本試験のデザインを決める各種パラメータの決定などである。

二〇一六年八月から二〇一七年二月にかけて成人のＡＳＤ者八名に対し第Ⅱ相試験を行い、おもに受容性と実行可能性を検討した。出席率は九三％と高く、処理可能感、身体的痛み、総合的な精神状態が改善した。また、自己の物語の具体性と「心の理論」にいくらかの改善傾向が認められた。以上より、十分な受容性をもっていると判断された。

一方で、実行可能性については、毎回三〇～六〇分程度の時間超過があり、スタッフやファシリテーターの負担は大きかった。現在は、より短期で終えるプログラムに変更したうえで、各当事者がふだんの環境に戻った後にも継続的に当事者研究を行えるようスーパービジョン（スタッフやファシリテーターの継続的サポート）を実施するデザインを検討している。

本章では、当事者研究がもつ発見と回復という二つの要素のうち、回復の部分について詳しく見てきた。当事者研究は、従来のバリアフリーやユニバーサルデザインにおいても中心的なトピックであった情報環境・物理的環境のインクルーシブネス(包摂性)向上を、見えにくいショウガイの領域にまで押し広げうる。それだけでなく、多数派や少数派自身がもつ価値観や態度についても変更を迫る、包括的な運動実践としてのポテンシャルをもっている。さらに、従来の運動がしばしば黙殺してきた基礎科学や医学、臨床研究の世界にも分け入って、内部から変更を迫るような挑戦も始まっている。

当事者を取り巻く知識、価値、物質を、等身大の自分への洞察を起点に改変していく当事者研究が、これまで道を切り拓いてきた、先行く当事者たちの呼びかけに対する応答として、今後も受け継がれていくことを願ってやまない。

終章　当事者研究は常に生まれ続け、皆にひらかれている

序章でも述べたように、本書は、当事者運動と依存症自助グループという二つの大きな系譜が合流して、当事者研究が誕生したという歴史観に立っている。そして、合流の背景には、二つの潮流に助けられながらも、同時にそのどちらからも置き去りにされた、当事者活動の周縁に置かれた当事者の存在があった。本書ではこの歴史観を裏付けする具体的な根拠について触れることはできないが、その詳細は、これから公開される予定の綾屋紗月の論文を参照してほしい。

重要な点は、当事者研究は、均質性で束ねられる当事者グループの周縁で生まれ続けるということである。どんなグループでも中心があり、そこから外れる人たちが生まれ、ドーナツ状に周縁化されている当事者から当事者研究が始まる。そして当事者研究が成熟すると、初期の担い手であった当事者たちがグループの中心となっていく。するとまたそのグループで周縁化されたドーナツの場所にいる人たちが、次の当事者研究の担い手になっていくのだ。

グループの中心で行われる活動は、それが意義深いものであればあるほど、制度化という波に飲み込まれやすい。ここでいう制度化というのは、文字通り、ある活動が制度に組み込まれることで、法律や制度の文言として書き加えられたり、補助金が下りたり、グループが法人化したりすることを意味する。初めのうちは自転車操業でやってきた活動も、制度化が進めば、補助金が下り、スタッフの雇用も可能になって、持続可能になっていく。

しかしその対価として、公的機関からの様々な監視、管理も発生する。たとえば、かつては理念を理解しあった仲間同士で自助グループを立ち上げればよかったが、制度化され、公的な資金援助を受けるようになると、行政から「この人も支援してください」といわれるようになる。すると、必ずしもその活動の歴史的背景や理念を共有していないメンバーが、時に本人にとっても不本意な形で当事者活動の中に入ってくる局面が増えてくる。

こうした場面では、同じ当事者でありながら、共同的な当事者ネットワークにつながっている提供者側と、サービスを受動的に利用する消費者側とで、非対称的な関係が生まれやすくなる。すると、経験を分かちあい、世界を立ち上げる共同的な関係性ではなく、サービスの提供側/利用側という当事者同士の新しい関係性が発生することになる。また、純粋にグループの中のメンバーの多様性が増し、今まで培ってきた技術では歯が立たなくなる。共同性を担保してきた価値・知識・技術が、新しい仲間によって挑戦され始めているのだ。

ただ、メンバーの多様性が増し、グループが受け継いできた価値・知識・技術が挑戦されるということは、悪いことばかりではない。既存の、しばしば縦割り的になっていた個々のグループが、自分たちが知らず知らずのうちに周縁化してきた人々と否応なしに付き合うチャンスにもなるからだ。そしてこの局面において必然的に、絶えず新しい仲間を迎え入れて、**継承してきた価値・知識・技術を見直す**当事者研究的なものが注目を集めていく。当事者研究は常に周縁から発生するというのはそういうことだ。

とはいえ制度化の中で、拙速な専門家との連携が進みやすくなっているのも事実である。たとえば、当事者の知ではなく、専門知によって周縁を回収しようとする際にＡＳＤという概念がしばしば利用される。ＡＳＤは、任意のグループの中で周縁化された人々を名付けるのに大変便利な概念である。グループが共有している空気が読めなかったり、コミュニケーションの暗黙のルールから外れたりしているときに、障害をショウガイとすり替えかねないＡＳＤというカテゴリーで、権力関係の中で周縁化された人々をＡＳＤとラベリングし、例外として位置づけながら、グループのありようを問い直さずに、その人たちへの特別な配慮を専門家と一緒に工夫していく。このような安易な専門家との連携が、制度化以降の当事者活動の中で散見される。

本書ではＡＳＤの当事者研究を取り扱ったが、その理由の一つは、現代における任意の秩序において周縁化されている一群の人々が、幾分乱暴な形で負わされているラベリングの一つがＡＳＤであり、ゆえに当事者研究の主題がそこには多く存在していると考えるからだ。

こうした専門家との拙速な連携をする前に、当事者コミュニティの縦割り構造を見直し、様々な当事者団体が発達障害の当事者団体にコンサルト(相談)することがあってもよいだろう。縦割りを解除し、多様な当事者コミュニティが互いの価値・知識・技術を提供しあい、更新しあうことで連帯していくことを**障害横断**(cross-disability)と呼ぶが、ここであらためて、既存の縦割りの当事者コミュニティで周縁化されてきた人々が当事者研究の中心的な担い手だったということを思い起こすべきであろう。彼らは一人で障害横断を生きてこざるを得なかった人々である。このように考えると、当事者研究という場は、そこで障害横断が生じるようなプラットフォームを提供しつつあるといえるのかもしれない。

では、専門知との関係はどのようなものであるべきか。先ほど、安易な専門家との連携について述べたが、これは当事者活動以前の専門家との関係であり、「専門家のほうが当事者より知識をもっているはずだ」という知の非対称性を前提にしている。こうした関係は、当事者研究が目指す専門家と当事者の関係性ではない。当事者研究においては、困難を前にまず専門家に丸投げをせず、当事者が自分で考えるという態度を大切にするのであった。この態度を当事者コミュニティにまで敷衍《ふえん》すれば、まずは縦割りを解除し、複数の当事者コミュニティ間で共に考えるというのが順序であろう。そして、それでもなおわからないことがある場合に、当事者と専門家の双方が、自らの無知の知に基づき、共にテーブルを囲むのである。無知の知は、当然であるが、それに先立って自分(たち)で十分に考えることを要請する。同様のプロセスは、専門知の側にも必要である。依存症者を丸投げしがちな医療機関のように、すぐに当事者コミュニティに相談をする前に、まず、自分たちが何を知っていて、何を知らないのかを、吟味する必要がある。

このような過程を踏んだ後にやってくる、専門家コミュニティと当事者コミュニティの共同的な価値・知識・技術の創造を、**共同創造**(co-production)と呼ぶ。縦割りが解除された大きな当事者コミュニティの周縁において、当事者研究は、共同創造のプラットフォームをも提供できるかもしれない。

要するに、**当事者も専門家も、自分たちが継承してきた価値・知識・技術を不断に見直し続ける「研究者」になることが、置き去りにされがちな周縁に置かれた人々を包摂する社会の条件として重要**だということになる。

べてるの家で生まれた当事者研究は、幻覚や妄想をもちながら生きていく当事者が、支援者にサポートされながら生み出した一つの方法である。「妄想」とは、「多数派とは異なる信念体系」に他ならない。たとえば、Aさん、Bさん、Cさんのそれぞれが以下のような信念をもっているとしよう。

Aさん「UFOに追われている」

Bさん「ＦＢＩに追われている」
Cさん「暗殺集団に追われている」

べてるの家が当事者研究を実践する中で発見されたのは、「他人の妄想は妄想だとわかる」ということだった。当事者研究を重ねるうちにそれぞれが次のように考えるようになる。

Aさん「ＵＦＯは真実だけど、ＦＢＩや暗殺集団は違うのでは？」
Bさん「ＦＢＩは真実だけど、ＵＦＯや暗殺集団は違うのでは？」
Cさん「暗殺集団は真実だけど、ＵＦＯやＦＢＩは違うのでは？」

この三者で正直な経験や考えを表現し合う公的空間の活動としての当事者研究を行うと、「他の二人には共有されていないということは、私の信じて疑わない感覚も妄想なのではないか」と考え、自分が妄想をもっていることに気がつくようになる。支援者が密室の中で一対一で説得するよりも、公開の場でそれぞれにとっての現実をただ否定せずに並べたほうが、時に信念の更新を引き起こす。治療戦略の観点から嘘をつくかもしれない専門家よりも、特に利害関係もなく距離のある人が、数名で同じことを言うほうが、信憑性が高くなることも珍しくはない。診察室では奇跡に思えることが、研究の場で起きることもあるのだ。

当事者研究によって、「私の信念は多数決で妄想らしい」という気づきが生まれ、合意してもらえた範囲が現実として浮かび上がってくる。こうしてAさん、Bさん、Cさんの中で、「妄想」と「(最大公約数的な)現実」の二つのレイヤー(層)が生まれることになる。

しかし、三人は現実のレイヤーでのみつながっているのではない。妄想のレイヤーにおいても、「○○に追われている」という共通点が見つかり、ここに共感が生まれる。この共感は、レイヤーが二つに分離し、妄想のレイヤーを現実のレイヤーが客観視できるようになるための、重要な前提条件だ。UFO、FBI、暗殺集団、といった○○に代入される中身が違っていても、ストーリーの骨格や経験は共通している。共感されず否定された妄想は固くなるが、**骨格のレベルで共感され、同時に現実のレイヤーから客観化された妄想は、柔らかく、対話や変化が可能な何かになる**ということも、べてるの家が発見した大きな功績である[1]。

このように考えると、専門家や多数派もまた、妄想とは無関係でいられないとわかる。統合失調症の人は妄想を変えられない、という妄想をもっている精神科医や、妄想をもっている人は危ないという妄想をもって過度に恐れる多数派も、当事者研究によってその恐怖心に共感されつつも現実のレイヤーを立ち上げる必要があるだろう。

つまり、当事者研究における当事者は、マイノリティだけを意味するのではない。**専門家も多数派も、すぐに妄想にとらわれてしまう脆弱な存在としての当事者なのである。**ゆえに当事者研究は、皆にひらかれたものなのだ。

索　引

(n*x*–*y* は第 *x* 章の注 *y* を表す)

さ　行

た　行

な　行

は　行

ま　行

や　行

ら　行

注

●はじめに

(1)2018年3月25日に東京大学情報学環・福武ホール福武ラーニングシアターで開催された第1回市民公開講演会「科学者として／当事者として研究すること」.

●第1章　当事者研究の誕生

(1)熊谷(2017).

(2)当事者研究ネットワーク：https://toukennet.jp/
東京大学先端科学技術研究センター内の当事者研究分野：https://touken.org/

(3)当事者研究誕生の歴史に関しては，ASDの当事者研究を行う綾屋紗月の一連の研究が詳しい．たとえば，綾屋(2019a).

(4)たとえば，ルアマンは幻聴の内容の文化比較によって，アメリカの幻聴が攻撃的でネガティブであるのに対し，ガーナの幻聴は支えとなるポジティブな内容が多いことを見出し，幻聴の内容が，当事者を取り巻く地域文化の影響を受けていると述べている．このことは幻聴が，100%個体の側に帰属できる単に取り除くべき病理ではなく，現在本人が置かれている社会環境の改変の必要性を示唆する「意味」をもっているとも解釈できる(Luhrmann et al. 2015).

(5)初期精神病症状に対する非薬物療法の研究で世界をリードするイギリス・マンチェスター大学の精神病研究部(Psychosis Research Unit)では，精神病症状とみなされる経験や信念は，しばしば困難な人生の出来事に対する十分に理解可能な反応であるという，有意味性を所与のものとする立場がとられている(http://www.psychosisresearch.com/about-psychosis-research-unit/).
症状は取り除く前にその意味を探索することが不可欠であり，意味を把握しないままの対症療法は危険である，というのは医学の基本であるが，精神医療の現場にもこの原理が徹底されつつあるのが現在の潮流といえる.

(6)スティグマ概念に関しては第5章で詳述するが，簡単にいえば，障害や病気など，特定の人間類型に対するネガティブな認識や態度，行動である．病気や障害に対するスティグマをもっているのは地域住民だけではない．医療従事者がもつスティグマもまた，当事者にとって大きな障壁として立ちはだかる．カナダの依存症・精神保健センター(Centre for Addiction and Mental Health)

では，薬物依存症に対する医療者のスティグマを軽減するためのプログラムが効果を上げている．このプログラムでは，依存症の当事者が医療者に向けて，逸脱行動とみなされる背後にある意味を解説する．

(7)参考までに，イギリスの「精神疾患の再考(Rethink Mental Illness)」という名称の慈善団体が公表しているガイドを，東京大学医学部附属病院の精神神経科・リハビリテーション部精神科デイホスピタルと東京大学大学院医学系研究科の精神保健学分野・精神看護学分野が翻訳し，「本人のリカバリーの 100 の支え方――精神保健従事者のためのガイド　第 2 版」というタイトルで無料公開している(http://plaza.umin.ac.jp/heart/pdf/160927.pdf)．

(8)2008 年にイギリスで，「組織変革を通じての回復実現(Implementing Recovery through Organisational Change)」というプロジェクトが始まった．従来「回復」は，組織の中で逸脱しているとみなされた特定の個人に介入することで達成されるものだと考えられがちだったが，このプロジェクトでは，個人が置かれている組織の変革によって，組織の構成員全員(組織そのものと言い換えてもよい)の回復が目指されており，べてるの家における CBT や SST の独自の展開にも通じる．これは，社会の中で集合的に解決されるべき問題を，個人の認知行動特性に過剰に帰責させ，自己コントロール・自己責任の枠組みで支援させようとする CBT のあり方を批判し，「自己コントロールの社会化」の重要性を指摘した平井(2015)の問題提起にも関連しているといえよう．実際平井も著書の注の中で，自己コントロールの社会化の実装例として，べてるの家における CBT に触れている．べてるの家の 15 の理念の一つ「前向きな無力さ」は，個人の自己コントロールの範囲で解決できる問題ではないことを認め，みんなの問題として集合的に取り組んでいく出発点となる認識といえる．後述する社会モデルの実践は，無力さの自覚を必要としている．

(9)向谷地生良(2013 年 4 月 15 日)「当事者研究とは――当事者研究の理念と構成」https://toukennet.jp/?page_id=56(2020 年 2 月 23 日閲覧)

(10)向谷地(2013: 156)．

(11)綾屋(2019a)．

(12)渡邉(2011)．

(13)岡村(1988: 189-190)には，インタビューに答えた大仏の発言が次のように記録されている．

> 彼(引用者注：親鸞上人)の論理は，死後の奇跡や僥倖を諭した当時の宗教界にあって，それらに真っ向うから対立する生への宗教だった．あるがままの人間実在を正面から見据えた宗教だった．それが異端の宗教といわれる所

以なのだ.

善しとする行いをすれば善い結果があり，幸せにもなれると信じ，疑ぐってみる者などだれもいない．社会に役立つ人物たれと懸命に働き，せっせと金を蓄え，よき家を築く．それが善きものの見本であり，今日の中流意識を生んだ土台にもなっている.

親鸞上人は「歎異抄」のなかでその偽善性をことごとくあばいてみせてくれた．悪人こそ人間の機根，本質なのだといって.

悪人を罪人，穢多，長史《ママ》，障害者の言葉に置きかえてみるがいい．障害者が置かれている位置，与えられている立場がそれでわかるはずだ．善人意識を与えることによって生まれる倒錯した幸福感．そしてそれを土台に成り立つ国家・社会とは，九羽のうちから一羽のニワトリをスケープゴートとしてつつき出さなければ自からの優位性が保たれないのだ．逆にいえば，一羽がいるからこそ残り九羽の安寧と秩序が保たれる，というわけだ.

自己を凝視し，自己を内省し，自己に絶望し，そこから自己を主張すればいい．叫ぶがいい．叫びは大いなるものほどいい．自己の本質がわからぬものになぜ敵の本質が見抜けようか．自分が脳性麻痺者であると自覚してこそ，己れの煩悩の奥底にうごめく地獄を見極めてこそ，差別する者，貶む者の本質が判る.

とするならば，何を嘆くことがあろう．脳性麻痺者は脳性麻痺者に徹し，健全なる国家・社会，建全《ママ》なる人間を問い返し，告発するがいい．脳性麻痺者というあるがままの，人間実在の姿をまずさらけ出すことからすべての変革ははじまるのだ.

（下線部は引用者による強調）

岡村(1988)によると大仏は「これは親鸞上人の説いた「悪人正機説」である」といって『歎異抄』の一節をひとりひとりに読ませ，それについて夕食後に討論を繰り返し，マハラバ村の住人の「思想と自覚」を深めていったという．横塚(2007)も参照.

(14) 1997 年にこの組織は二つに分かれる．「組合」はその後も活動を続けたが，組合から分かれた方はさらに，運動・交渉団体としての「全国障害者介護保障協議会」と，相談を受け情報を提供する組織としての「障害者自立生活・介護制度相談センター」の二つに活動を分け互いに協力し合う形で活動を続けている.

(15) 新田(2009).

(16) 中西・上野(2003).

(17)熊谷(2013b: 8-9).
(18)脳性まひとは,「受胎から新生児(生後4週間以内)までの間に生じた脳の非進行性病変に基づく,永続的なしかし変化しうる運動及び姿勢の異常で,進行性疾患や一過性の運動障害,または将来正常化するであろうと思われる運動発達遅滞は除外する」と定義される(厚生省特別研究報告 1968).
(19)加藤・茂木(1982).
(20)上田(1983).
(21)星加(2007).
(22)向谷地(2011: 27).
(23)見えにくい障害とは,単に,見た目ですぐにそれとわからない障害ということだけを意味しているのではない.自分の変えがたいパターンやニーズを表現する言語がいまだに存在していない,あるいは,存在していても広く知られていない,という状況も含まれる.また,一人の中に,見えやすい障害と見えにくい障害の両方が共存していることが一般的である点にも注目する必要がある.たとえば,脳性まひを例にとっても,「移動や動作のレベルでの障害」は比較的見えやすいが,「原因のわからない痛み」については,パターンや対処法,ニーズがいまだ不確定で,見えにくいものだといえる.
(24)熊谷(2013a: 218-220).
(25)「自分のことは,自分がいちばん“わかりにくい”」(向谷地 2009: 44).「自分のことは自分だけで決めない」(向谷地・浦河べてるの家 2006: 68).
(26)綾屋・熊谷(2010: 73-74).
(27)綾屋・熊谷(2010: 75).べてるの家では,言葉と意味が与えられ,周囲と分かち合われた後の体験を,「経験」と呼ぶことがある.
(28)認知言語学の用語では,多数派の人々が共有している「経験をどのくらいの目の粗さでカテゴリー化するか」という基準のことを,「基本レベル(basic level)」という.多文化間で基本レベルを比較すると,かなりの程度共通していることがわかっており,歴史・文化的な影響以上に人類共通の認知特性が大きく影響していると考えられている.もしそうだとすると,人々の間の基本レベルのずれについて考えるときに,同一文化圏の内部での認知的な多様性にも目を向ける必要がありそうだ.参考:テイラー(2008).
(29)自立生活運動とフェミニズムを牽引してきた中西正司と上野千鶴子も「ニーズを持ったとき,人はだれでも当事者になる.ニーズを満たすのがサービスなら,当事者とはサービスのエンドユーザーのことである」(中西・上野 2003: 2)と述べている.当事者が自らをユーザー,あるいは消費者とみなす態度は,アメリカでは自立生活運動の初期から明確に存在した.アメリカでは 1960 年

代に，市民権運動や消費者(保護)運動が活発になり，その影響は各国にも及んでいった．その中で，患者や障害者もまた市民であり，医療・支援サービスの利用者・消費者であるというレトリックが採用された．一方，日本の自立生活運動が消費者運動のレトリックを採用し始めたのは，バークレーとの交流が始まった1980年代以降である．

(30)苦労を奪うようなパターナリスティック(温情主義的)な医療・支援に囲い込まれていたという，身体障害者や精神障害者が置かれてきた背景については，もう一つの当事者研究のルーツである依存症自助グループとは異なる点もある．特に違法薬物の依存症においては，むしろ医療の場から不当に排除され，罰則の対象として取り扱われてきたからである．一方で，依存症自助グループでは，苦労に直面するや否や，薬物使用によって手早くそれを解消しようという態度が依存症からの回復を妨げているという認識が共有されている．苦労の解消ではなく，苦労に向き合いそこから意味を見出そうという態度変更が重要であるという点において，これらの背景には共通項があるといえる．

(31)http://www.aa.org/pages/en_US/aa-timeline

(32)斎藤(1999)．

(33)Arthur, Tom & Glenn(2008)．

(34)12ステップと12の伝統について，再び斎藤(1999)の解説を参照する．

すでに述べたとおり，自分の意志の力を信じ過ぎ，自己を思うままにしようと闘うことが依存症をもたらすとするならば，その闘争の負けを認めて，限界ある自己を受け入れることが，回復のコツということになる．

12ステップと呼ばれるAAの回復プログラムでは，最初の3ステップで，酒瓶(に託された「悪い自己」)との闘いに負けたことを認め(第1ステップ)，個人の(意志の)力を超えた力(ハイヤー・パワー)の存在を信じ(第2ステップ)，その配慮に身を委ねる決心をする(第3ステップ)．これは，自己との闘いの悪循環から降りることの勧めと，自己の力の有限性についての示唆と，無力であっても何とかなるさという励ましのことであると，斎藤は解釈する．AAでいうリカバリー(回復)とは「ディスカバリィ(自己発見)に引き続く霊的成長」のことである．

一方の12の伝統はAAの運営指針であり，そこではAAは組織であってはならないとされている．リーダーや治療者がいてもいけないし，会費も取ってはならない．寄付を受けてもいけないし，まして金儲けに利用してはならない．そして何より肝要なのは，AAでは個人の名を出すことが禁じられている．「個人の名誉と拍手を求めて正気を失った」AAメンバーにとって，「個人の名の屹立は危険」なのである．

斎藤によれば，12の伝統は，有能な個人のリーダーシップの下に，資金を集めて有効に運用し，金儲けをはかるという近代市民社会の論理の「鏡像」であり「陰画」である．

(35)当該の文章について，確認はとれていない．

(36)White, Budnick & Pickard.

(37)長年，女性薬物依存症者の支援に関わってきたソーシャルワーカーの大嶋栄子氏は，男性中心の自助グループが見逃してきたものをジェンダーの視点から考察し，彼女たちが身体と親密圏を取り戻すことの重要性を指摘している(大嶋 2019)．このことは，女性薬物依存症者が，公的空間のみならず，等身大の身体をケアし，ケアされる私的空間からも排除されてきたことを示唆する．

第2章　回復の再定義

(1)猪飼(2010)．

(2)Deegan(1988)．回復アプローチは，当事者の語りの質的分析を行ったRidgway(2001)やJacobson(2001)の研究，測定可能な回復の定義の構築や尺度の作成を試みたNoordsy et al.(2002)やCorrigan et al.(1999)の研究，当事者の語りをもとに回復の理論モデルの構築を試みたRalph & Corrigan(2005)やYoung & Ensing(1999)の研究，こうした当事者の語りをもとにした回復の先行研究を統合し，共通する要因をCHIME(Connectedness, Hope, Identity, Meaning, Empowermentの頭文字)としてまとめたLeamy et al.(2011)の研究などによって，研究領域の中でも取り扱われ始めた．

(3)Anthony(1993)．

(4)Ralph & Corrigan(2005)．

(5)〈生得的な期待〉と〈後天的な期待〉の間に誤差が生じるというのは，身体が求める期待と，社会経験を通じて獲得した後天的期待との間に齟齬が生じた状況を表し，規範の内面化(internalization)の不全をもたらす．この不全は，後述する反芻(rumination)の原因となりうる(Thomsen et al. 2011)．〈後天的な期待〉と〈予測(知識)〉の間の誤差は，後述の古典的真理論と対応付ければ，知識が整合性条件を満たしていない状況を表す．同様に，〈予測(知識)〉と〈身体(現実)〉の間の誤差は，知識が現実対応性条件を満たしていない状況を表す．

(6)予期のすり合わせ過程は，知識が後述する合意説の条件を満たすように更新される作業に相当する．このように，障害の最小化を目指す過程は，予期，身体，環境の更新によって知識の真理性を高める過程でもある(後述)．また，すり合わせによって生じた集合的予期(社会が共有する規範や客観的知識)は「非物質的な環境」ともみなせ，そのように環境の範囲を集合的予期まで含めて捉

えた場合には，研究戦略は運動戦略の一レパートリーに包含されうる．実際，ダルク女性ハウスの上岡氏は，自助グループミーティングと当事者研究との違いについて，前者が無理解な社会に向けて語りを公開することを前提にしていないのに対し，後者は公開を前提にしている点を強調している．当事者研究は，無理解な社会に向けた公開性を前提にしているがゆえに，社会の集合的予期(そこには無理解や差別・偏見なども含まれる)を語りによって変化させる運動的要素を強くもっているという点は，当事者運動と依存症自助グループの合流によって生じた当事者研究の独自性を象徴している．

(7)横塚(2007: 64)．

(8)横塚(2007: 65-66)．

(9)横塚(2007: 87)．

(10)メッツィーナ氏が配属された当時，同病院の院長は，イタリアの精神医療の改革の父，故フランコ・バザーリアであった．バザーリアは，精神病院廃止を定めたイタリアの精神医療・福祉に関する法律「180 号法」制定の立役者であり，同法はバザーリア法ともいわれている．

(11)本書で参照するダルクのメンバーによる語りは，2015 年 5 月 24 日，6 月 3 日，6 月 11 日の 3 回にわたって行われた，ダルクと東京大学先端科学技術研究センター当事者研究分野の合同研究会で収録されたものを，許可を得て掲載する．

(12)視野狭窄によって見逃していたターゲットの「発見」が回復にとって重要だという点は，慢性疼痛にも当てはまる．先行研究では慢性疼痛のリスク要因として，破局化(catastrophizing)と呼ばれる思考・行動パターンが知られている．これは痛みに注意がとらわれ続けること(反芻)や，痛みに対して自分は何もできず，痛みがなくならない限り人生は立ち行かないと考えること(無力感)，そして痛みの脅威を過大評価すること(拡大視)の三つで特徴づけられる．痛みだけを回復のターゲットとみなして視野狭窄に陥り，それ以外の様々な問題(人間関係や経済的な問題，生活習慣など)こそが痛みの原因である可能性を否認し，「痛みさえなくなってくれれば，他の問題も解決するのに」という思考パターンに陥ってしまうことが，慢性疼痛からの回復を阻害するということだ．

(13)Conway(2005)．

(14)コンウェイの自己整合性の条件は，真理論の整合説とぴったり対応しているわけではない．自己整合性は，既存の知識との整合性だけでなく，既存の期待(こうなりたい，なるべき)との整合性を含むものであり，真理論でいうところの有用説(役に立つ知識が真理である)の要素も含んでいると考えられる．

(15)先行研究によれば，内側前頭前野，後部帯状回／楔前部，側頭葉の下部・外側部などからなる「デフォルトモード・ネットワーク」と呼ばれる広範囲の脳内ネットワークで，自伝的知識基盤が構築・保存されるといわれている．また，自伝的知識基盤を走査することで，自伝的記憶だけでなく，想像的なシミュレーションを走らせ，未来の予測や，他者の心の推論，反実仮想的な思考を行うという．

(16)Conway & Loveday(2015)の Figure 5 を筆者が和訳．

(17)Williams et al.(2007).

(18)Rasch & Born(2013).

(19)Rasch & Born(2013).

(20)こうした研究は，当事者研究と調和する薬物治療の方針を考えるうえで示唆的かもしれない．苦労や不快感を除去するという視野狭窄に陥った目標ではなく，研究できるためのコンディション維持にターゲットを設定した薬物治療の方針を考えていくためには，特定の薬物がシステム固定化の過程にどのような影響を与えうるか，当事者研究と精神薬理学の両面から，今後検討する必要があるだろう．

(21)兵庫県立リハビリテーション中央病院子どものリハビリテーション・睡眠・発達医療センターでは，睡眠障害をもつ子どもたちに病棟内で当事者研究を実践しており，睡眠障害の改善を報告している．睡眠障害と自伝的記憶のシステム固定化不全との間には双方向の因果関係があるのかもしれない．

(22)Frith(2012).

(23)この条件は，同じような知覚特性をもつ当事者同士のコミュニケーションが，より正確な間主観的知覚内容をもたらす可能性を示唆するものである．

(24)Bahrami et al.(2010).

(25)タイムスリップして過去の出来事を詳細に想起するのではなく，あくまでも自分は安全な「いま，ここ」に身を置きながら，現在の自分が当時の出来事を意味づけることが重要である．ダルク女性ハウスによる，過去を語りすぎて具合が悪くならないための「パランのお約束」(上岡・大嶋 2010: 125)は大変参考になる．

(26)人間が感情を経験するのに必要な二つのことを定式化した「感情の二要因論」(Schachter & Singer 1962)によれば，感情を経験するためには，①出来事に反応する身体の感覚と，②その感覚を意味づけ，理解するための社会的状況を教えてくれる外受容感覚との統合が必要である．

(27)意味とは自己整合性の条件のもとにエピソード記憶を配置することと言い換えられるかもしれない．同様に，メカニズムとは世界や自己はこうなってい

るという予測的信念のもとにエピソード記憶を配置することと言い換えられよう．

(28) これらの四条件は，いずれをも完全に満たすような解が存在するものではない．**四つの条件が互いに拮抗しあう中で，動的な平衡点として真理がその都度構築される**ものと捉えるべきだろう．**筆者はこの四条件の力のバランスが極度に偏ったときに，様々な精神的苦悩が生じるのではないかと考えている**(熊谷 2014)．

(29) およそあらゆる研究が，観察・実験をすることで対応説を満たそうとし，先行研究を批判的に吟味することで整合説を満たそうとし，学会発表や論文査読によって合意説を満たそうとしていることは明らかであろう．一方で，学術研究は何らかの目的や期待，イデオロギーなどの価値観から中立的であるはずだ(べきだ)というナイーブな信仰をもつ人々からすると，有用説の条件は受け容れがたいものかもしれない．しかし，有用性を認められた研究のほうが援助を受けやすいことや，人類の知恵として継承されやすいことは認めざるを得ないだろう．そうした傾向が実際にあるからこそ，なるべく価値中立であろうとする倫理的な態度にも意味が宿るのである．そして重要なのは，**当事者研究においても価値中立性への志向(自他の弱い部分を責めず，ありのままに情報公開する)が存在しており，決して研究の価値拘束性に居直っているわけではない**という点である．

●第 3 章　当事者研究の方法

(1) より一般化された当事者研究の方法論に関しては，綾屋(2019b)に詳しい．

(2) その詳細な手続きは綾屋・熊谷(2008)の「おわりに」を参照．

社会学者のハロルド・ガーフィンケルは，「他者の知覚：社会的秩序の研究」(Garfinkel 1952)という博士論文の中で，暗黙のルール(社会的秩序)を解明するための方法を提案した．その方法とは，「違背実験(breaching experiment)」といい，対人的なやりとりの場面で，あえて望ましくない言動を実験的に行うことを通じて，暗黙のルールがどのようなものなのかを明らかにしようというものだ．当事者研究もまた，違背からスタートすることが多い．ただし違背実験と当事者研究が異なるのは，前者があえて起こした違背を起点に社会的秩序を探究するのに対して，後者は日常生活の中で不可抗力的に発生する違背を起点に等身大の自分を探究する点である．ちなみに，本書では詳しく述べないが，綾屋(2018)は 2014 年以降，日常生活の中で不可抗力的に発生する違背を起点として発達障害者による定型発達者(発達様式の面で多数派な人々)向けの社会的秩序の研究を始めた．これが本文中にも述べた「ソーシャ

ル・マジョリティ研究」である.
(3)綾屋(2015).
(4)一回性のエピソードを束ねてできる物語的なフォーマットについては，物語論を一般向けに解説した千野(2017)がわかりやすい．綾屋による「フラッシュバック」「ヒトリ反省会」「ヒトリタイワ」「オハナシ」「シュトコー」などの造語については，綾屋・熊谷(2008)の第3章を参照．また，過去のトラウマティックな一回性のエピソードが現在の綾屋に苦痛を与えている様子は綾屋・熊谷(2010)の第6章を参照.
(5)綾屋(2019b)は，他者との共同的な表現の交換としての対話(dialogue)と，自己内対話としての省察(reflection)を通じて，この手続きをプログラム化した独自のワークシートを開発している.
(6)Lieberman et al.(2002).
(7)熊谷(2016b).
(8)パターンが類似した者同士が，互いの同定に困難を感じにくい可能性に関しては綾屋(2013b)を，自己の物語が類似した者同士が，互いの帰属に困難を感じにくい可能性についてはKomeda et al.(2013)を参照.
(9)幼児期の親子関係が子どもの自己の物語の統合性に与える影響についてはValentino et al.(2014)を，自分が属する文化が自己の物語の統合性に与える影響についてはFivush et al.(2011)を参照.

第4章　発見

(1)American Psychiatric Association(2013)参照．日本語訳は筆者による.
(2)アメリカの調査：Centers for Disease Control & Prevention(2009)．日本，スウェーデン，イギリスの調査：Baird et al.(2006), Kogan et al.(2009).
(3)Keyes et al.(2012), King & Bearman(2009), King et al.(2009), Liu et al.(2010), Mazumdar et al.(2010).
(4)韓国の調査：Kim et al.(2011)．イギリスの調査：Brugha et al.(2011)．スウェーデンの調査：Kadesjö et al.(1999).
(5)Seltzer et al.(2004), Levy & Perry(2011), Bradley et al.(2004), Brereton et al.(2006).
(6)Bishop-Fitzpatrick et al.(2013).
(7)Bagatell(2010)．「神経定型者」批判：Sinclair(1998).
(8)Ochs & Solomon(2010).
(9)Ochs & Solomon(2010)のTable 1を改変して引用.
(10)Verhoeff(2012).

(11) Happé et al.(2006), Lai et al.(2013).
(12) Tulving(1985).
(13) 以下，anoetic, noetic, autonoetic という意識の分類に関しては，Vandekerckhove and Panksepp(2009)を参考にしている．
(14) Harris & Wolpert(1998).
(15) ASD 者の投球運動：Staples & Reid(2010), 書字運動：Beversdorf et al.(2001). 他者の全身運動を見ているとき：Blake et al.(2003), Klin et al.(2009), Annaz et al.(2010, 2012), Kaiser et al.(2010), 片手運動を見ているとき：Cook et al.(2013). ASD 者の到達運動の釣鐘型のパターンからの乖離：Cook et al.(2013).
(16) Cattaneo et al.(2007), Fabbri-Destro et al.(2009).
(17) Herrington et al.(2015).
(18) 綾屋(2013a: 179-181).
(19) 綾屋・熊谷(2008).
(20) 綾屋(2010).
(21) 綾屋(2013b).
(22) Rizzolatti & Craighero(2004).
(23) 綾屋(2013a: 207-209).
(24) 模倣の困難：Vanvuchelen et al.(2013). 共同注意の困難：Zhao et al.(2015). 模倣を制御する機能に困難があるとする説：Hamilton(2012).
(25) Seth(2013). 二要因説：Schachter & Singer(1962).
(26) Silani et al.(2008). 失感情症の度合い(20-item Toronto Alexithymia Scale; TAS-20): Bagby et al.(1994). 対人反応性指標：Davis(1983).
(27) Quattrocki & Friston(2014), Schauder et al.(2015).
(28) 綾屋・熊谷(2008: 13).
(29) 綾屋・熊谷(2008: 64).
(30) Daluwatte et al.(2013).
(31) Mouraux et al.(2011), Ullsperger et al.(2010).
(32) Ullsperger et al.(2010).
(33) 綾屋紗月「当事者研究で発達障害の自分自身を研究する」TEDxKids@Chiyoda, 2013 年. http://tedxkidschiyoda.com/speakers/1382/
(34) 綾屋・熊谷(2008: 29).
(35) 綾屋・熊谷(2008: 73-74).
(36) Fiene & Brownlow(2015).
(37) 綾屋・熊谷(2008: 33).

(38) South et al.(2014), Faja et al.(2013), De Martino et al.(2008).
(39) 綾屋・熊谷(2008).
(40) Pouget & Sejnowski(1997), Salinas & Abbott(1995).
(41) 綾屋・熊谷(2008: 78).
(42) 綾屋・熊谷(2008: 177-178).
(43) Nardini et al.(2006).
(44) 場所細胞：O'Keefe(1976), Ono et al.(1991), Muller(1996). 境界ベクトル細胞(BVC)モデル：Barry et al.(2006), Hartley et al.(2000). 格子細胞の機能：Hafting et al.(2005).
(45) Doeller et al.(2008).
(46) Burgess(2008).
(47) Frith & Vignemont(2005).
(48) Kiefer & Pulvermüller(2012).
(49) 生後三か月までに典型例を抽出できるようになる：Bomba & Siqueland(1983), Quinn(1987), Younger & Gotlieb(1988). 典型例の名前をより速く覚える：Barrett(1995). 典型例効果：Southgate & Meints(2000).
(50) Gastgeb et al.(2006).
(51) Jolicoeur et al.(1984), Murphy & Brownell(1985), Piatt & Tanaka(2005).
(52) 特異的知覚処理：Gauthier et al.(2000). 量的認知：Homa et al.(2001).
(53) 綾屋(2013a: 181-183).
(54) Narayanan(1997, 1999).
(55) Casad & Langacker(1985), Johnson(1987), Lakoff(1987), Langacker(1987, 1990, 1991), Lindner(1981), Talmy(1983, 1988, 1996, 2000).
(56) Kinno et al.(2009).
(57) Scott et al.(2009).
(58) 奇異で文脈にふさわしくない発言：Capps et al.(2000), Diehl et al.(2006). 主要な出来事の解釈の誤り：Kelley et al.(2010). くだけた言葉遣いをあまりしない：Capps et al.(2000), Diehl et al.(2006), Losh & Capps(2003), Tager-Flusberg & Sullivan(1995). 代名詞などの指示表現が難しい：Colle et al.(2008), Manolitsi & Botting(2011), Norbury & Bishop(2003). 物語の全体的な意味よりも，部分的な詳細や視覚的な情報にフォーカスする傾向：Diehl et al.(2006), Peng(1988), Waterhouse & Fein(1982).
(59) Tavano et al.(2014).
(60) 綾屋(2013b).

(61)綾屋・熊谷(2008: 81).
(62)綾屋・熊谷(2008: 88-89).
(63)綾屋・熊谷(2008: 90-91).
(64)綾屋・熊谷(2008: 91-92).
(65)綾屋・熊谷(2008: 98-99).
(66)Crane et al.(2013).
(67)Williams et al.(2007).
(68)Kato et al.(2015).
(69)Kato & Konishi(2013).
(70)先行研究では，発達性識字障害のメカニズムに関する理論として，(1)音韻処理など言語に特化したシステムの障害によるとする説(Goswami 2003)と，(2)言語に特化しない視覚(Wright et al. 2000)や聴覚(Tallal 2004)といった感覚情報処理の障害に起因する説の二つがあり，後者を支持する研究が多い．感覚情報処理の障害に起因するという後者の説の中で，本稿との関連で特に注目されるのが，大細胞-背側(magnocellular dorsal: M-D)系理論である(Harrar et al. 2014, Pammer 2014)．視覚情報処理には，彩度や空間解像度は低いが時間解像度は高く，主に運動知覚を担当するM-D系と，彩度や空間解像度は高いが時間解像度は低く，主に詳細な対象認識を担当する小細胞-腹側(parvocellular ventral: P-V)系の二系統があり，補完的に機能している．綾屋による「部分に注目し，全体の認知がしにくい」という仮説は，空間解像度の高さを示唆するものであり，M-D系の不得意さを示唆するものといえる．実際，死後剖検(Livingstone et al. 1991)やMRIを用いた研究(Giraldo-Chica et al. 2015)でも発達性識字障害当事者でM-D系の障害が報告されており，また，発達性識字障害と関連するDCDC2-Intron 2 deletionという遺伝子変異が，M-D系の障害と関連するという知見もある(Gori et al. 2015)．さらに最近，(i)年齢をマッチさせた対照群と比較しても，識字能力をマッチさせた対照群と比較しても，発達性識字障害児では運動知覚の成績が低く，(ii)識字が可能になる前の年齢における運動知覚の成績が，音韻処理の成績とは独立に，将来の識字成績を予測し，(iii)M-D系への介入訓練が将来の識字成績を向上させるという報告がなされた(Gori et al. 2016).
(71)綾屋・熊谷(2008)，綾屋(2011a).
(72)この検証実験の内容は，TEDxKids@Chiyodaというイベントで発表された．発表の内容は，YouTube(URLはhttps://www.youtube.com/watch?v=cH3DOOXFE24で，13:00-16:30部分)で視聴することができる.
(73)綾屋(2013b).

(74)仮説生成のみならず，実験手法に関しても，当事者研究者(綾屋)がアセスメントを行った．たとえば防音室の中にある蛍光灯のちらつきによって実験課題に集中できないというコメントを参考に，蛍光灯を消して実験を行うことにした．

(75)Lin et al.(2015). 一方，雑音下で無意識のうちに声量が大きくなるロンバール効果に関しては，ASD において生じにくいという結果だった．綾屋は，選択的聴取の苦手な ASD 者は，日常生活の中で，「このくらいのシグナル／ノイズ比であれば相手に自分の声が聞こえるはずだ」という予測が，周囲の定型発達者と一致しないため，ロンバール効果を可能にする予測学習をしにくいのではないかと解釈している．

(76)Asada et al.(2016). 先行研究では，扁桃体損傷の患者でパーソナルスペースが狭くなっていることが報告されているが(Kennedy et al. 2009)，ASD の扁桃体損傷仮説(Zalla & Sperduti 2013)なども加味すると，上記の知見は大変興味深い．一方で，発達早期からの両側扁桃体損傷 2 名に，ASD の評価を行ったところ，ASD の基準を満たさなかったという報告もあり(Paul et al. 2010)，扁桃体損傷のみで ASD の表現型のすべてを説明することはできない．

(77)Kendon(1976).

(78)自殺傾向：Williams & Broadbent (1986). 大うつ病：Brewin et al. (1998). PTSD: McNally et al.(1995). 摂食障害：Dalgleish et al.(2003). 季節性感情障害：Dalgleish et al.(2001).

(79)Mogoase et al.(2013).

(80)現在この研究はまだ予備的な段階であり，当事者の語りを音声認識し，そこから各種指標を計算するプラットフォームを構築中である．副次的な研究成果として，当事者研究場面での語りにおける「語彙の難易度」が高いほど，社会的応答尺度のうち「社会的認知」「社会的コミュニケーション」といったサブスケールが低い(障害としては重い)という傾向が見つかった(Aramaki et al. 2015a).

(81)Aramaki et al.(2015b). クラウドソーシングを発展させたシステムとして，当事者の語りの投稿・検索を自由に行えるアーカイブである「当事者研究エピソード・バンク」を構築中である．投稿する側は自分の当事者研究を，テキストだけでなくパワーポイントや動画などで登録できる．検索する側は自分の苦労の研究テーマを入力すると，自然言語処理によって関連が深いと判断された当事者研究をリストとして表示してくれる．こうして構築されたシステムは，それ自体が当事者研究を共有，活性化させる触媒となるだけでなく，そこから仮説を抽出することのできるデータベースにもなりうる．

(82) この結果の傍証となる先行研究として，ASD における瞳孔サイズの拡大(Anderson & Colombo 2009)や対光反射応答時間の増大と収縮率の低下(Daluwatte et al. 2013)といった知見がある．
(83) 先行研究ではこの知見は報告されていないが，ASD における周辺視野への依存(Noris et al. 2012)や時空間的情報統合の困難(Nakano et al. 2010)が，この知見を説明しうるのではないかと検討中である．
(84) この知見に対応する先行研究は存在しないが，片頭痛で見られる皮質野における皮質拡延性抑制(Hadjikhani et al. 2001)などとの関連を検討している．

第 5 章　回復と運動

(1) 綾屋(2016)．
(2) 綾屋・熊谷(2008, 2010)．
(3) 綾屋・熊谷(2008)．
(4) 綾屋(2011a)．
(5) 綾屋・熊谷(2008)および綾屋(2011b)．
(6) 綾屋紗月「当事者研究で発達障害の自分自身を研究する」TEDxKids@Chiyoda, 2013 年．http://tedxkidschiyoda.com/speakers/1382/
(7) 綾屋・熊谷(2008)．
(8) Milne et al.(2009)．
(9) 綾屋・熊谷(2008)．
(10) 綾屋・熊谷(2010)．
(11) ASD 者は，反響音を無視する「先行音効果」が起きにくく，ゆえに反響音に過敏な傾向があるということが知られている(Visser et al. 2013)．
(12) 綾屋・熊谷(2008)．
(13) 綾屋(2013a)．
(14) 綾屋(2013b)．
(15) 綾屋・熊谷(2008, 2010)．
(16) Link & Phelan(2001)．
(17) Hatzenbuehler et al.(2013)．
(18) Hatzenbuehler(2016)．
(19) Gonzales & Ehrenfeld(2018)．
(20) Corrigan et al.(2001), Martínez-Hidalgo et al.(2017)．
(21) Weiner et al.(1988)．
(22) Ando et al.(2011)．
(23) Findler et al.(2007)．

(24) Lloyd & White (2011).
(25) 患者団体の代表者が選出されることが多い.
(26) Lloyd et al. (2012).
(27) Campbell et al. (2000).
(28) Gabriel & Normand (2012).
(29) Campbell et al. (2000) の内容を著者が和訳したうえで改変し抜粋.
(30) 2016 年 12 月現在のメンバーは, 向谷地生良, 上岡陽江, 五十公野理恵子, 向谷地宣明, 山根耕平, 綾屋紗月, 石原孝二, 宮路天平, 熊谷晋一郎の 9 名.
(31) 当事者研究のメリット：山根ほか (2014). グループ・インタビュー：Sato et al. (2014).
(32) 副次的効果尺度としては, 成人 ASD 者を対象とする様々な介入との比較を行うために, 以下のような, 先行研究で採用されているものを選定した.
- 実行機能課題
- 日本版 TAS-20 トロント・アレキシサイミア尺度
- 新版 STAI 状態-特性不安検査
- ハミルトンうつ病評価尺度 17 項目版　HAM-D17
- 反芻・省察質問紙 (Rumination-Reflection Questionnaire) 日本語版
- 自伝的記憶課題
- PN-SCEPT (文章完成法)
- 高次の心の理論課題
- SF-36v2 日本語版

(33) Antonovsky (1979: 35-37).
(34) 基礎理論としての評価：Kickbush (1996). SOC: Kickbush (1996). SOC の役割：Antonovsky (1979: 182-187).
(35) 高野・丹野 (2008).
(36) 熊谷 (2016a).
(37) 活動の記録は http://otoemojite.com/ を参照.
(38) 浦野ほか (2015).
(39) 「言いっぱなし, 聞きっぱなし」という秩序が ASD 者にとって語りやすい場を提供するという知見に基づき, 情報理工学が専門の筑波大学の田中文英氏との協働で, 連鎖を断ち切り語りを集積する「言いっぱなし, 聞きっぱなし」のエッセンスを反映させた SNS を共同開発し, それが語りに与える影響を調べた. 大学生・院生を対象にオンライン上で「言いっぱなし, 聞きっぱなし」のミーティングを実施し, 通常の条件 (従来型) と, 表示位置や表示順序をシャッフルすることで文脈を希薄化した条件 (文脈希薄型) の各条件で, 発言数を比

較した結果，従来型では対人不安感尺度と発言数に弱い負の相関が，文脈希薄型では弱い正の相関が認められた(Ichikawa et al. 2017)．これは，「言いっぱなし，聞きっぱなし」条件によって，対人不安の強い人は発言しやすくなる可能性を示唆している．

(40)先行研究を見ると，社会の暗黙のルールを学ぶことで，自閉スペクトラム症の子どもたちが社会参加することを支援する取り組みが存在している．たとえば，教育学者のキャロル・グレイが開発した「ソーシャル・ストーリー」と呼ばれる支援法は有名だ．ソーシャル・ストーリーとは，その場にふさわしい物事の捉え方，対応の仕方はどういうものかということを，絵と文によって表されたストーリーを使って説明する教育技術である．

しかしソーシャル・ストーリーの対象は，学校という，限定された社会的場面に置かれた子どもに限定されており，成人のASD者の多くにとっては，そのままでは有用な支援法になりにくい．成人期になれば，子ども時代に比べ，多様な社会的場面に合わせて別様に振る舞うことを要求されるようになる．ある場面におけるローカルな暗黙のルールを，単に記述しただけのストーリーを学んだのでは，様々な場面に合わせてルールを柔軟に応用することはできないがゆえに，多様なルールの背後に存在している，ある程度普遍的な規則を知りたいというニーズも，成長とともに増してくる．

さらにいえば，暗黙のルールを支える定型発達者の身体特性に関する知識を得ることではじめて，少数派はそれを自分自身の特性と比較することができるようになり，どの範囲までを医学モデル的なアプローチで取り組み，どこから社会モデル的なアプローチで配慮を求めていくかといった切り分けをしやすくなる．一見多様なルールに共通する規則や，その身体的基盤の探究は，従来のソーシャル・ストーリーの枠組みでは十分に扱われてこなかった．こうした高度な知的ニーズにこたえるためには，社会学や認知科学，言語学などとの共同創造が不可欠であり，ソーシャル・マジョリティ研究はそうした成人ASD者向けの新しい支援法でもある．

(41)綾屋(2018)．

(42)大学病院医療情報ネットワーク(UMIN)に登録された臨床試験名は，「自閉スペクトラム症に対する当事者研究の方法および効果に関する探索的臨床試験」である．詳細は下記を参照のこと．

- 告知動画：https://www.youtube.com/watch?v=3PLlQZl1rtw
- UMIN臨床試験登録システム：https://upload.umin.ac.jp/cgi-open-bin/ctr/ctr.cgi?function=brows&action=brows&type=summary&language=J&recptno=R000024756

東京大学ライフサイエンス委員会臨床審査委員会承認番号 16-100.

●終章　当事者研究は常に生まれ続け，皆にひらかれている

(1)ローティ(2000)は，道徳は歴史的な偶然の中で生み出されたものであり，歴史を超えた普遍的な真理に拠るものではないと主張した．したがって道徳の根拠として，何らかの「普遍性」や「真理」を付そうとする試みは批判され，リベラルな連帯を目指すとき，「われわれ」は「われわれ」の根拠となるものを探してはいけないことになる．代わりにローティは，リベラル・アイロニストになることの倫理的重要性を説いた．ここでいうリベラルとは，「この世で最悪なことは残酷さである」と考える立場であり，アイロニストとは「自分が最も正しいと信じていることや，自分が現在のような状況にあることは，相対化される偶然的なことに過ぎないと自覚している人」のことである．ローティによれば，自分という存在の相対性や偶然性を自覚するアイロニストは，必然的に他者へと関心を向けることになる．そして残酷さこそがこの世で最悪なことだと思うことによって，リベラルな連帯が成立していくという．筆者には，自他の信念体系からは距離を置きながら(アイロニスト)，苦悩には共感する(リベラル)というべてるの家メンバーのポジションは，ローティのいうリベラル・アイロニストのそれと重なり合っていると感じられる．

参考文献

AA 日本出版局 訳編(1994)『12 のステップと 12 の伝統』AA 日本ゼネラルサービスオフィス．訂正版(2001)．

American Psychiatric Association 編(2014)『DSM-5――精神疾患の診断・統計マニュアル』日本精神神経学会 監修／高橋三郎，大野裕 監訳，医学書院．(American Psychiatric Association 2013 の邦訳)

綾屋紗月(2010)「うまく話せない当事者研究」『現代思想』38(12)，pp. 88-93.

綾屋紗月(2011a)「発達障害当事者から――あふれる刺激　ほどける私」青木省三，村上伸治 編著『成人期の広汎性発達障害』(専門医のための精神科臨床リュミエール 23)中山書店，pp. 70-83.

綾屋紗月(2011b)「痛みの記憶――成長の終わり　いまの始まり」『現代思想』39(11)，pp. 56-70.

綾屋紗月(2013a)「当事者研究と自己感」石原孝二 編著『当事者研究の研究』(シリーズ　ケアをひらく)医学書院，pp. 177-216.

綾屋紗月(2013b)「アフォーダンスの配置によって支えられる自己――ある自閉スペクトラム当事者の視点より」河野哲也 編著『倫理――人類のアフォーダンス』(知の生態学的転回 3)東京大学出版会，pp. 155-180.

綾屋紗月(2015)「発達障害当事者研究――当事者研究とソーシャル・マジョリティ研究の循環」『情報処理』56(6)，pp. 555-557.

綾屋紗月(2016)「発達障害者の当事者研究」石原孝二，河野哲也，向谷地生良 編『精神医学と当事者』(精神医学の哲学 3)東京大学出版会，pp. 206-224.

綾屋紗月 編著(2018)『ソーシャル・マジョリティ研究――コミュニケーション学の共同創造』金子書房.

綾屋紗月(2019a)「当事者研究が受け継ぐべき歴史と理念」熊谷晋一郎 編『当事者研究をはじめよう』(『臨床心理学』増刊第 11 号)金剛出版，pp. 6-13.

綾屋紗月(2019b)「当事者研究を体験しよう！――ワークシートを用いた実践」熊谷晋一郎 編『当事者研究をはじめよう』(『臨床心理学』増刊第 11 号)金剛出版，pp. 88-105.

綾屋紗月，熊谷晋一郎(2008)『発達障害当事者研究――ゆっくりていねいにつながりたい』(シリーズ　ケアをひらく)医学書院.

綾屋紗月，熊谷晋一郎(2010)『つながりの作法――同じでもなく違うでもなく』(生活人新書)NHK 出版.

アーレント，ハンナ(1994)『人間の条件』(ちくま学芸文庫)志水速雄 訳，筑摩書房.
アンソニー，W.(1998)「精神疾患からの回復――1990 年代の精神保健サービスシステムを導く視点」濱田龍之介 訳，『精神障害とリハビリテーション』2(2)，pp. 65-74.（Anthony 1993 の邦訳）
猪飼周平(2010)『病院の世紀の理論』有斐閣.
上田敏(1983)『リハビリテーションを考える――障害者の全人間的復権』青木書店.
浦野茂，綾屋紗月，青野楓，喜多ことこ，早乙女ミナリ，陽月トウコ，水谷みつる，熊谷晋一郎(2015)「言いっぱなし聞きっぱなし――自閉スペクトラム症当事者による当事者研究における物語り」『ナラティヴとケア』6，pp. 92-101.
大嶋栄子(2019)『生き延びるためのアディクション――嵐の後を生きる「彼女たち」へのソーシャルワーク』金剛出版.
岡村青(1988)『脳性マヒ者と生きる――大仏空の生涯』三一書房.
加藤直樹，茂木俊彦(1982)『障害児の心理学』青木書店.
上岡陽江，大嶋栄子(2010)『その後の不自由――「嵐」のあとを生きる人たち』(シリーズ　ケアをひらく)医学書院.
熊谷晋一郎(2013a)「痛みから始める当事者研究」石原孝二 編『当事者研究の研究』(シリーズケアをひらく)医学書院，pp. 217-270.
熊谷晋一郎 編著(2013b)『ひとりで苦しまないための「痛みの哲学」』青土社.
熊谷晋一郎(2014)「発達障害当事者研究――当事者サポーターの視点から」『臨床心理学』14(6)，pp. 806-812.
熊谷晋一郎(2016a)「痛みの哲学」『日本整形外科学会誌』90(7)，pp. 501-511.
熊谷晋一郎(2016b)「自閉スペクトラム症の研究において地域性・時代性に依存する disability と個体側の impairment を区別することの重要性」『発達心理学研究』27(4)，pp. 322-334.
熊谷晋一郎 編(2017)『みんなの当事者研究』(臨床心理学増刊第 9 号)金剛出版.
斎藤学(1999)「薬物依存と精神療法」加藤信，鈴木勉，高田孝二 編著『薬物依存研究の最前線』星和書店，pp. 103-113.
高野慶輔，丹野義彦(2008)「“Rumination-Reflection Questionnaire” 日本語版作成の試み」『パーソナリティ研究』16(2)，pp. 259-261.
千野帽子(2017)『人はなぜ物語を求めるのか』(ちくまプリマー新書)筑摩書房.
テイラー，ジョン・R.(2008)『認知言語学のための 14 章　第 3 版』辻幸夫，

鍋島弘治朗，篠原俊吾，菅井三実 訳，紀伊國屋書店．（Taylor 2004 の邦訳）
中西正司，上野千鶴子（2003）『当事者主権』（岩波新書）岩波書店．
ナルコティクス　アノニマス日本（2009）『NA ホワイトブック』http://najapan.org/wp-content/uploads/2018/10/JP_WB.pdf
新田勲 編著（2009）『足文字は叫ぶ！——全身性重度障害者のいのちの保障を』現代書館．
平井秀幸（2015）『刑務所処遇の社会学——認知行動療法・新自由主義的規律・統治性』世織書房．
星加良司（2007）『障害とは何か——ディスアビリティの社会理論に向けて』生活書院．
向谷地生良（2009）『技法以前——べてるの家のつくりかた』（シリーズ　ケアをひらく）医学書院．
向谷地生良（2011）「「当事者研究」の到達点とこれからの展開」『精神保健研究』57，pp. 27-32.
向谷地生良（2013）「当事者研究ができるまで」石原孝二 編『当事者研究の研究』（シリーズ　ケアをひらく）医学書院，pp. 150-175.
向谷地生良，浦河べてるの家（2006）『安心して絶望できる人生』（生活人新書）NHK 出版．
山崎喜比古（2009）「ストレス対処力 SOC（sense of coherence）の概念と定義」『看護研究』42（7），pp. 479-490.
山根耕平，向谷地生良，熊谷晋一郎，石原孝二（2014）「当事者研究の「研究テーマ」と「研究のまとめ方」の実態調査からみる当事者研究の傾向と意義」2014 年 10 月 29-30 日精神障害者リハビリテーション学会いわて大会．
横塚晃一（2007）『母よ！殺すな』生活書院．
ローティ，R.（2000）『偶然性・アイロニー・連帯——リベラル・ユートピアの可能性』斎藤純一，大川正彦，山岡龍一 訳，岩波書店．（Rorty 1989 の邦訳）
渡邉琢（2011）『介助者たちは，どう生きていくのか——障害者の地域自立生活と介助という営み』生活書院．

Alcoholics Anonymous（2001）*The Big Book*, 4th edition. https://www.aa.org/assets/en_US/alcoholics-anonymous/b-1-alcoholics-anonymous
American Psychiatric Association（2013）*Diagnostic and Statistical Manual of Mental Disorders: DSM-5*, 5th edition. Washington, DC: American Psychiatric Association.（邦訳は American Psychiatric Association 編 2014）

Anderson, C. J., and J. Colombo (2009) "Larger tonic pupil size in young children with autism spectrum disorder." *Developmental Psychobiology*, 51(2), pp. 207–211.

Ando, S., S. Clement, E. A. Barley, and G. Thornicroft (2011) "The simulation of hallucinations to reduce the stigma of schizophrenia: A systematic review." *Schizophrenia Research*, 133(1–3), pp. 8–16.

Annaz, D., R. Campbell, M. Coleman, E. Milne, and J. Swettenham (2012) "Young children with autism spectrum disorder do not preferentially attend to biological motion." *Journal of Autism and Developmental Disorders*, 42(3), pp. 401–408.

Annaz, D., A. Remington, E. Milne, M. Coleman, R. Campbell, M. S. Thomas, and J. Swettenham (2010) "Development of motion processing in children with autism." *Developmental Science*, 13(6), pp. 826–838.

Anthony, W. A. (1993) "Recovery from mental illness: The guiding vision of mental health services system in the 1990's." *Psychosocial Rehabilitation Journal*, 16(4), pp. 11–23. (邦訳はアンソニー 1998).

Antonovsky, A. (1979) *Health, Stress, and Coping: New perspectives on mental and physical well-being*. San Francisco: Jossey-Bass Publishers.

Aramaki, E., S. Shikata, M. Miyabe, Y. Usuda, K. Asada, S. Ayaya, and S. Kumagaya (2015a) "Understanding the relationship between social cognition and word difficulty: A language based analysis of individuals with autism spectrum disorder." *Methods of Information in Medicine*, 54(6), pp. 522–529.

Aramaki, E., S. Shikata, E. Watabe, M. Miyabe, Y. Usuda, S. Ayaya, and S. Kumagaya (2015b) "Allergy risk finder: Hypothesis generation system for allergy risks via web service." *Studies in Health Technology and Informatics*, 216, p. 1113.

Arthur, S., E. Tom, and C. Glenn (2008) *Alcoholics Anonymous (AA) Recovery Outcome Rates: Contemporary myth and misinterpretation*. http://hindsfoot.org/recout01.pdf

Asada, K., Y. Tojo, H. Osanai, A. Saito, T. Hasegawa, and S. Kumagaya (2016) "Reduced personal space in individuals with autism spectrum disorder." *PloS ONE*, 11(1), Sep 22, e0146306.

Bagatell, N. (2010) "From cure to community: Transforming notions of autism." *Ethos*, 38(1), pp. 33–55.

Bagby, R. M., J. D. A. Parker, and G. J. Taylor (1994) "The twenty-item Toronto Alexithymia Scale: I. Item selection and cross-validation of the factor structure." *Journal of Psychosomatic Research*, 38(1), pp. 23-32.

Bahrami, B., K. Olsen, P. E. Latham, A. Roepstorff, G. Rees, and C. D. Frith (2010) "Optimally interacting minds." *Science*, 329 (5995), pp. 1081-1085.

Baird G., E. Simonoff, A. Pickles, S. Chandler, T. Loucas, D. Meldrum, and T. Charman (2006) "Prevalence of disorders of the autism spectrum in a population cohort of children in south thames: The special needs and autism project (SNAP)." *The Lancet*, 368(9531), pp. 210-215.

Barrett, M. (1995) "Early lexical development." In P. Fletcher and B. Macwhinney (eds.), *The Handbook of Child Language*. Oxford, UK: Blackwell, pp. 362-392.

Barry, C., C. Lever, R. Hayman, T. Hartley, S. Burton, J. O'Keefe, K. Jeffery, and N. Burgess (2006) "The boundary vector cell model of place cell firing and spatial memory." *Reviews in the Neurosciences*, 17(1-2), pp. 71-97.

Beversdorf, D. Q., J. M. Anderson, S. E. Manning, S. L. Anderson, R. E. Nordgren, G. J. Felopulos, and M. L. Bauman (2001) "Brief report: Macrographia in high-functioning adults with autism spectrum disorder." *Journal of Autism Developmental Disorders*, 31, pp. 97-101.

Bishop-Fitzpatrick L, N. J. Minshew, and S. M. Eack (2013) "A systematic review of psychosocial interventions for adults with autism spectrum disorders." *Journal of Autism and Developmental Disorders*, 43 (3), pp. 687-694.

Blake, R., L. M. Turner, M. J. Smoski, S. L. Pozdol, and W. L. Stone (2003) "Visual recognition of biological motion is impaired in children with autism." *Psychological Science*, 14(2), pp. 151-157.

Bomba, P. C., and E. R. Siqueland (1983) "The nature and structure of infant form categories." *Journal of Experimental Child Psychology*, 35 (2), pp. 294-328.

Bradley, E. A., J. A. Summers, H. L. Wood, and S. E. Bryson (2004) "Comparing rates of psychiatric and behavior disorders in adolescents and young adults with severe intellectual disability with and without autism." *Journal of Autism and Developmental Disorders*, 34 (2),

pp. 151-161.
Brereton, A. V., B. J. Tonge, and S. L. Einfeld (2006) "Psychopathology in children and adolescents with autism compared to young people with intellectual disability." *Journal of Autism and Developmental Disorders*, 36(7), pp. 863-870.
Brewin, C. R., M. Watson, S. McCarthy, P. Hyman, and D. Dayson (1998) "Intrusive memories and depression in cancer patients." *Behavior Research and Therapy*, 36(12), pp. 1131-1142.
Brugha, T. S., S. McManus, J. Bankart, F. Scott, S. Purdon, J. Smith, P. Bebbington, R. Jenkins, and H. Meltzer (2011) "Epidemiology of autism spectrum disorders in adults in the community in England." *Archives of General Psychiatry*, 68(5), pp. 459-465.
Burgess, N. (2008) "Spatial cognition and the brain." *Annals of the New York Academy Sciences*, 1124, pp. 77-97.
Campbell, M., R. Fitzpatrick, A. Haines, A. L. Kinmonth, P. Sandercock, D. Spiegelhalter, and P. Tyrer (2000) "Framework for design and evaluation of complex interventions to improve health." *BMJ*, 321 (7262), pp. 694-696.
Capps, L., M. Losh, and C. Thurber (2000) "'The frog ate the bug and made his mouth sad': Narrative competence in children with autism." *Journal of Abnormal Child Psychology*, 28(2), pp. 193-204.
Casad, E. H., and R. W. Langacker (1985) "'Inside' and 'Outside' in cora grammar." *International Journal of American Linguistics*, 51 (3), pp. 247-281.
Cattaneo, L., M. Fabbri-Destro, S. Boria, C. Pieraccini, A. Monti, G. Cossu, and G. Rizzolatti (2007) "Impairment of actions chains in autism and its possible role in intention understanding." *Proceedings of the National Academy of Sciences of the United States of America*, 104 (45), pp. 17825-17830.
Centers for Disease Control and Prevention (2009) "Prevalence of autism spectrum disorders: Autism and developmental disabilities monitoring network, United States, 2006." Morbidity and Mortality Weekly Report. *Surveillance Summaries*, 58(10), pp. 1-20.
Colle, L., S. Baron-Cohen, S. Wheelwright, and H. K. J. van der Lely (2008) "Narrative discourse in adults with high-functioning autism or Asperger

syndrome." *Journal of Autism and Developmental Disorders*, 38(1), pp. 28-40.

Conway, M. A. (2005) "Memory and the self." *Journal of Memory and Language*, 53(4), pp. 594-628.

Conway, M. A. and C. Loveday (2015) "Remembering, imagining, false memories & personal meanings." *Consciousness and Cognition*, 33, pp. 574-581.

Cook, J. L., S. J. Blakemore, and C. Press (2013). "Atypical basic movement kinematics in autism spectrum conditions." *Brain*, 136 (9), pp. 2816-2824.

Corrigan, P. W., L. P. River, R. K. Lundin, D. L. Penn, K. Uphoff-Wasowski, J. Campion, J. Mathisen, C. Gagnon, M. Bergman, H. Goldstein, and M. A. Kubiak (2001) "Three strategies for changing attributions about severe mental illness." *Schizophrenia Bulletin*, 27(2), pp. 187-195.

Corrigan, P. W., D. Giffort, F. Rashid, M. Leary, and I. Okeke (1999) "Recovery as a psychological construct." *Community Mental Health Journal*, 35(3), pp. 231-239.

Crane, L., L. Goddard, and L. Pring (2013) "Autobiographical memory in adults with autism spectrum disorder: The role of depressed mood, rumination, working memory and theory of mind." *Autism*, 17 (2), pp. 205-219.

Dalgleish, T., H. Spinks, J. Yiend, and W. Kuyken (2001) "Autobiographical memory style in seasonal affective disorder and its relationship to future symptom remission." *Journal of Abnormal Psychology*, 110 (2), pp. 335-340.

Dalgleish, T., K. Tchanturia, L. Serpell, S. Hems, J. Yiend, P. De Silva, and J. Treasure (2003) "Self-reported parental abuse relates to autobiographical memory style in patients with eating disorders." *Emotion*, 3(3), pp. 211-222.

Daluwatte, C., J. H. Miles, S. E. Christ, D. Q. Beversdorf, T. N. Takahashi, and G. Yao (2013) "Atypical pupillary light reflex and heart rate variability in children with autism spectrum disorder." *Journal of Autism and Developmental Disorders*, 43(8), pp. 1910-1925.

Davis, M. H. (1983) "Measuring individual differences in empathy: Evidence for a multidimensional approach." *Journal of Personality and Social*

Psychology, 44(1), pp. 113-126.
De Martino, B., N. A. Harrison, S. Knafo, G. Bird, and R. J. Dolan (2008) "Explaining enhanced logical consistency during decision making in autism." *Journal of Neuroscience*, 28(42), pp. 10746-10750.
Deegan P. E. (1988) "Recovery: The lived experience of rehabilitation." *Psychosocial Rehabilitation Journal*, 11(4), pp. 11-19.
Diehl, J. J., L. Bennetto, and E. C. Young (2006) "Story recall and narrative coherence of high-functioning children with autism spectrum disorders." *Journal of Abnormal Child Psychology*, 34(1), pp. 83-98.
Doeller, C. F., J. A. King, and N. Burgess (2008) "Parallel striatal and hippocampal systems for landmarks and boundaries in spatial memory." *Proceedings of the National Academy of Sciences of the United States of America*, 105(15), pp. 5915-5920.
Fabbri-Destro, M., L. Cattaneo, S. Boria, and G. Rizzolatti (2009) "Planning actions in autism." *Experimental Brain Research*, 192(3), pp. 521-525.
Faja, S., M. Murias, T. P. Beauchaine, and G. Dawson (2013) "Reward-based decision making and electrodermal responding by young children with autism spectrum disorders during a gambling task." *Autism Research*, 6(6), pp. 494-505.
Fiene, L., and C. Brownlow (2015) "Investigating interoception and body awareness in adults with and without autism spectrum disorder." *Autism Research*, 8(6), pp. 709-716.
Findler, L., N. Vilchinsky, and S. Werner (2007) "The multidimensional attitudes scale toward persons with disabilities (MAS): Construction and validation." *Rehabilitation Counseling Bulletin*, 50(3), pp. 166-176.
Fivush, R., T. Habermas, T. E. A. Waters, and W. Zaman (2011) "The making of autobiographical memory: Intersections of culture, narratives and identity." *International Journal of Psychology*, 46(5), pp. 321-345.
Frith, C. D. (2012) "The role of metacognition in human social interactions." *Philosophical Transactions of the Royal Society B: Biological Sciences*, 367(1599), pp. 2213-2223.
Frith, U., and F. de Vignemont (2005) "Egocentrism, allocentrism, and Asperger syndrome." *Consciousness and Cognition*, 14(4), pp. 719-738.
Gabriel, S. E., and S. L. T. Normand (2012) "Getting the methods right: The

foundation of patient-centered outcomes research." *The New England Journal of Medicine*, 367(9), pp. 787-790.

Garfinkel, H.(1952)"The perception of the other: A study in social order." Ph. D. dissertation, Harvard University.

Gastgeb, H. Z., M. S. Strauss, and N. J. Minshew(2006)"Do individuals with autism process categories differently? The effect of typicality and development." *Child Development*, 77(6), pp. 1717-1729.

Gauthier, I., M. J. Tarr, J. Moylan, A. W. Anderson, P. Skudlarski, and J. C. Gore (2000) "Does visual subordinate-level categorisation engage the functionally defined fusiform face area?" *Cognitive Neuropsychology*, 17(1-3), pp. 143-164.

Giraldo-Chica, M., J. P. Hegarty II, and K. A. Schneider(2015)"Morphological differences in the lateral geniculate nucleus associated with dyslexia." *Neuroimage: Clinical*, 7, pp. 830-836.

Gonzales, G., and J. M. Ehrenfeld(2018)"The association between state policy environments and self-rated health disparities for sexual minorities in the United States." *International Journal of Environmental Research and Public Health*, 15(6), pii: e1136.

Gori, S., S. Mascheretti, E. Giora, L. Ronconi, M. Ruffino, E. Quadrelli, A. Facoetti, and C. Marino(2015)"The DCDC2 intron 2 deletion impairs illusory motion perception unveiling the selective role of magnocellular-dorsal stream in reading (dis)ability." *Cerebral Cortex*, 25(6), pp. 1685-1695.

Gori, S., A. R. Seitz, L. Ronconi, S. Franceschini, and A. Facoetti(2016) "Multiple causal links between magnocellular-dorsal pathway deficit and developmental dyslexia." *Cerebral Cortex*, 26(11), pp. 4356-4369.

Goswami, U.(2003)"Why theories about developmental dyslexia require developmental designs." *Trends in Cognitive Sciences*, 7(12), pp. 534-540.

Hadjikhani, N., M. S. del Rio, O. Wu, D. Schwartz, D. Bakker, B. Fischl, K. K. Kwong, F. M. Cutrer, B. R. Rosen, R. B. H. Tootell, A. G. Sorensen, and M. A. Moskowitz(2001)"Mechanisms of migraine aura revealed by functional MRI in human visual cortex." *Proceedings of the National Academy of Sciences of the United States of America*, 98(8), pp. 4687-4692.

Hafting, T., M. Fyhn, S. Molden, M. B. Moser, and E. I. Moser(2005)

"Microstructure of a spatial map in the entorhinal cortex." *Nature*, 436 (7052), pp. 801-806.

Hamilton, A. F. de C. (2012) "Reflecting on the mirror neuron system in autism: a systematic review of current theories." *Developmental Cognitive Neuroscience*, 3, pp. 91-105.

Happé, F., A. Ronald, and R. Plomin (2006) "Time to give up on a single explanation for autism." *Nature Neuroscience*, 9(10), pp. 1218-1220.

Harrar, V., J. Tammam, A. Pérez-Bellido, A. Pitt, J. Stein, and C. Spence (2014) "Multisensory integration and attention in developmental dyslexia." *Current Biology*, 24(3), pp. 531-535.

Harris, C. M., and D. M. Wolpert (1998) "Signal-dependent noise determines motor planning." *Nature*, 394(6695), pp. 780-784.

Hartley, T., N. Burgess, C. Lever, F. Cacucci, and J. O'Keefe (2000) "Modeling place fields in terms of the cortical inputs to the hippocampus." *Hippocampus*, 10(4), pp. 369-379.

Hatzenbuehler, M. L. (2016) "Structural stigma: Research evidence and implications for psychological science." *American Psychologist*, 71(8), pp. 742-751.

Hatzenbuehler, M. L., J. C. Phelan, and B. G. Link (2013) "Stigma as a fundamental cause of population health inequalities." *American Journal of Public Health*, 103(5), pp. 813-821.

Herrington J. D., M. E. Riley, D. W. Grupe, and R. T. Schultz (2015) "Successful face recognition is associated with increased prefrontal cortex activation in autism spectrum disorder." *Journal of Autism and Developmental Disorders*, 45(4), pp. 902-910.

Homa, D., C, Smith, C. Macak, J. Johovich, and D. Osorio (2001). "Recognition of facial prototypes: The importance of categorical structure and degree of learning." *Journal of Memory and Language*, 44 (3), pp. 443-474.

Ichikawa, Y., S. Ayaya, S. Kumagaya, and F. Tanaka (2017/3/19-23) "Text based social networking system for tojisha-kenkyu: Exploring spatial and temporal ideas." The Tenth International Conference on Advances in Computer-Human Interactions, Nice, France.

Jacobson, N. (2001) "Experiencing recovery: A dimensional analysis of recovery narratives." *Psychiatric Rehabilitation Journal*, 24 (3),

pp. 248–256.
Johnson, M. (1987). *The Body in the Mind: The Bodily Basis of Meaning, Imagination and Reason*. Chicago: The University of Chicago Press.
Jolicoeur, P., M. A. Gluck, and S. M. Kosslyn (1984) "Pictures and names: Making the connection." *Cognitive Psychology*, 16(2), pp. 243–275.
Kadesjö, B., C. Gillberg, and B. Hagberg (1999) "Brief report: Autism and Asperger syndrome in seven-year-old children: A total population study." *Journal of Autism and Developmental Disorders*, 29(4), pp. 327–331.
Kaiser, M. D., L. Delmolino, J. W. Tanaka, and M. Shiffrar (2010) "Comparison of visual sensitivity to human and object motion in autism spectrum disorder." *Autism Research*, 3(4), pp. 191–195.
Kato, M., and Y. Konishi (2013) "Where and how infants look: The development of scan paths and fixations in face perception." *Infant Behavior and Development*, 36(1), pp. 32–41.
Kato, M., K. Asada, S. Kumagaya, and S. Ayaya (2015) "Inefficient facial scan paths in autism?" Abstracts of the 18th European Conference on Eye Movements, 2015, Vienna. Journal of Eye Movement Research, 8, p. 227.
Kelley, E., L. Naigles, and D. Fein (2010) "An in-depth examination of optimal outcome in children with a history of autism spectrum disorders." *Research in Autism Spectrum Disorders*, 4(3), pp. 526–538.
Kendon, A. (1976) "The F-formation system: Spatial-orientational relations in face-to-face interaction." *Man Environment Systems*, 6, pp. 291–296
Kennedy, D. P., J. Gläscher, J. M. Tyszka, and R. Adolphs (2009) "Personal space regulation by the human amygdala." *Nature Neuroscience*, 12 (10), pp. 1226–1227.
Keyes K. M., E. Susser, K. Cheslack-Postava, C. Fountain, K. Liu, and P. S. Bearman (2012) "Cohort effects explain the increase in autism diagnosis among children born from 1992 to 2003 in California." *International Journal of Epidemiology*, 41(2), pp. 495–503.
Kickbush, I. (1996) "Tribute to Aaron Antonovsky: 'What creates health'." *Health Promotion International*, 11(1), p. 5–6.
Kiefer, M., and F. Pulvermüller (2012) "Conceptual representations in mind and brain: Theoretical developments, current evidence and future directions." *Cortex*, 48(7), pp. 805–825.

Kim, Y. S., B. L. Leventhal, Y. J. Koh, E. Fombonne, E. Laska, E. C. Lim, K. A. Cheon, S. J. Kim, Y. K. Kim, H. K. Leem D. H. Song, and R. R. Grinker (2011) "Prevalence of autism spectrum disorders in a total population sample." *The American Journal of Psychiatry*, 168(9), pp. 904–912.

King, M., and P. S. Bearman (2009) "Diagnostic change and increased prevalence of autism." *International Journal of Epidemiology*, 38(5), p. 1224–1234.

King M. D., C. Fountain, D. Dakhlallah, and P. S. Bearman (2009) "Estimated autism risk and older reproductive age." *American Journal of Public Health*, 99(9), pp. 1673–1679.

Kinno, R., Y. Muragaki, T. Hori, T. Maruyama, M. Kawamura, and K. L. Sakai (2009) "Agrammatic comprehension caused by a glioma in the left frontal cortex." *Brain and Language*, 110(2), pp. 71–80.

Klin, A., D. J. Lin, P. Gorrindo, G. Ramsay, and W. Jones (2009) "Two-year-olds with autism orient to non-social contingencies rather than biological motion." *Nature*, 459(7244), pp. 257–261.

Kogan, M. D., S. J. Blumberg, L. A. Schieve, C. A. Boyle, J. M. Perrin, R. M. Ghandour, G. K. Singh, B. B. Strickland, E. Trevathan, and P. C. van Dyck (2009) "Prevalence of parent-reported diagnosis of autism spectrum disorder among children in the US, 2007." *Pediatrics*, 124(5), pp. 1395–1403.

Komeda, H., H. Kosaka, D. N. Saito, K. Inohara, T. Munesue, M. Ishitobi, M. Sato, and H. Okazawa (2013) "Episodic memory retrieval for story characters in high-functioning autism." *Molecular Autism*, 4: 20, Jun 24.

Lai, M. C., M. V. Lombardo, B. Chakrabarti, and S. Baron-Cohen (2013) "Subgrouping the autism 'spectrum': Reflections on DSM-5." *PLoS Biology*, 11(4), Apr 23, e1001544.

Lakoff, G. (1987) *Women, Fire, and Dangerous Things: What Categories Reveal about the Mind*. Chicago: University of Chicago Press.

Langacker, R. W. (1987) *Foundations of Cognitive Grammar, vol. 1: Theoretical Prerequisites*. Stanford, Calif: Stanford University Press.

Langacker, R. W. (1990) *Concept, Image, and Symbol: The Cognitive Basis of Grammar*. Berlin: Mouton de Gruyter.

Langacker, R. W. (1991). *Foundations of Cognitive Grammar, vol. 2: Descriptive Application*. Stanford, Calif: Stanford University Press.

Leamy, M., V. Bird, C. Le Boutillier, J. Williams, and M. Slade (2011) "Conceptual framework for personal recovery in mental health: Systematic review and narrative synthesis." *The British Journal of Psychiatry*, 199(6), pp. 445-452.

Levy, A., and A. Perry (2011) "Outcomes in adolescents and adults with autism: A review of the literature." *Research in Autism Spectrum Disorders*, 5(4), pp. 1271-1282.

Lieberman, M. D., R. Gaunt, D. T. Gilbert, and Y. Trope (2002) "Reflexion and reflection: A social cognitive neuroscience approach to attributional inference." *Advances in Experimental Social Psychology*, 34, pp. 199-249.

Lin, I. F., T. Mochida, K. Asada, S. Ayaya, S. Kumagaya, and M. Kato (2015) "Atypical delayed auditory feedback effect and Lombard effect on speech production in high-functioning adults with autism spectrum disorder." *Frontiers in Human Neuroscience: Speech and Language*, 9: 510, Sep 22.

Lindner, S. (1981) "A lexico-semantic analysis of verb particle constructions with up and out." Ph. D. dissertation, University of California.

Link, B. G., and J. C. Phelan (2001) "Conceptualizing Stigma." *Annual Review of Sociology*, 27, pp. 363-385.

Liu, K. Y., M. King, and P. S. Bearman (2010) "Social influence and the autism epidemic." *American Journal of Sociology*, 115(5), pp. 1387-1434.

Livingstone, M. S., G. D. Rosen, F. D. Drislane, and A. M. Galaburda (1991) "Physiological and anatomical evidence for a magnocellular defect in developmental dyslexia." *Proceedings of the National Academy of Sciences of the United States of America*, 88(18), pp. 7943-7947.

Lloyd, K., and J. White (2011) "Democratizing clinical research." *Nature*, 474(7351), pp. 277-278.

Lloyd, K., J. White, and I. Chalmers (2012) "Schizophrenia: Patients' research priorities get funded." *Nature*, 487(7408), p. 432.

Losh, M., and L. Capps (2003) "Narrative ability in high-functioning children with autism or Asperger's syndrome." *Journal of Autism and Developmental Disorders*, 33(3), pp. 239-251.

Luhrmann, T. M., R. Padmavati, H. Tharoor, and A. Osei (2015) "Differ-

ences in voice-hearing experiences of people with psychosis in the U.S.A., India and Ghana: interview-based study." *The British Journal of Psychiatry*, 206(1), pp. 41–44.
Manolitsi, M., and N. Botting (2011) "Language abilities in children with autism and language impairment: Using narrative as an additional source of clinical information." *Child Language Teaching and Therapy*, 27(1), pp. 39–55.
Martínez-Hidalgo, M. N., E. Lorenzo-Sánchez, J. J. López-García, and J. J. Regadera (2017) "Social contact as a strategy for self-stigma reduction in young adults and adolescents with mental health problems." *Psychiatry Research*, 260, pp. 443–450.
Mazumdar, S., M. King, K. Y. Liu, N. Zerubavel, and P. Bearman (2010) "The spatial structure of autism in California, 1993–2001." *Health and Place*, 16(3), pp. 539–546.
McNally, R. J., N. B. Lasko, M. L. Macklin, and R. K. Pitman (1995). "Autobiographical memory disturbance in combat-related posttraumatic stress disorder." *Behaviour Research and Therapy*, 33(6), pp. 619–630.
Milne, E., H. Griffiths, D. Buckley, and A. Scope (2009) "Vision in children and adolescents with autistic spectrum disorder: evidence for reduced convergence." *Journal of Autism and Developmental Disorders*, 39 (7), pp. 965–975.
Mogoase, C., A. Brailean, and D. David (2013) "Can concreteness training alone reduce depressive symptoms?: A randomized pilot study using an internet-delivered protocol." *Cognitive Therapy and Research*, 37(4), pp. 704–712.
Mouraux, A., A. Diukova, M. C. Lee, R. G. Wise, and G. D. Iannetti (2011) "A multisensory investigation of the functional significance of the 'pain matrix'." *NeuroImage*, 54(3), pp. 2237–2249.
Muller, R. (1996) "A quarter of a century of place cells." *Neuron*, 17(5), pp. 813–822.
Murphy, G. L., and H. H. Brownell (1985) "Category differentiation in object recognition: Typicality constraints on the basic category advantage." *Journal of Experimental Psychology: Learning, Memory, and Cognition*, 11(1), pp. 70–84.
Nakano, T, H. Ota, N. Kato, and S. Kitazawa (2010) "Deficit in visual

temporal integration in autism spectrum disorders." *Proceedings of the Royal Society B: Biological Sciences*, 277(1684), pp. 1027–1030.

Narayanan, S. (1997) "KARMA: Knowledge-based active representations for metaphor and aspect." Ph. D. dissertation, University of California.

Narayanan, S. (1999) "Moving right along: A computational model of metaphoric reasoning about events." *Proceedings of the National Conference on Artificial Intelligence*, AAAI-99, Orlando, Florida, pp. 121–127.

Nardini, M., N. Burgess, K. Breckenridge, and J. Atkinson (2006) "Differential developmental trajectories for egocentric, environmental and intrinsic frames of reference in spatial memory." *Cognition*, 101 (1), pp. 153–172.

Noordsy, D., W. Torrey, K. Mueser, S. Mead, C. O'Keefe, and L. Fox (2002) "Recovery from severe mental illness: An interpersonal and functional outcome definition." *International Review of Psychiatry*, 14 (4), pp. 318–326.

Norbury, C. F., and D. V. M. Bishop (2003) "Narrative skills of children with communication impairments." *International Journal of Language & Communication Disorders*, 38(3), pp. 287–313.

Noris, B., J. Nadel, M. Barker, N. Hadjikhani, and A. Billard (2012) "Investigating gaze of children with ASD in naturalistic settings." *PLoS ONE*, 7(9), Sep 24, e44144.

Ochs, E., and O. Solomon (2010) "Autistic sociality." *Ethos*, 38 (1), pp. 69–92.

Ono, T., K. Nakamura, M. Fukuda, and R. Tamura (1991) "Place recognition responses of neurons in monkey hippocampus." *Neuroscience Letters*, 121(1–2), pp. 194–198.

O'Keefe, J. (1976) "Place units in the hippocampus of the freely moving rat." *Experimental Neurology*, 51(1), 78–109.

Pammer, K. (2014) "Temporal sampling in vision and the implications for dyslexia." *Frontiers in Human Neuroscience: Speech and Language*, 7 (933), Feb 17.

Paul, L. K., C. Corsello, D. Tranel, and R. Adolphs (2010) "Does bilateral damage to the human amygdala produce autistic symptoms?" *Journal of Neurodevelopmental Disorders*, 2(3), pp. 165–173.

Peng, F. C. C. (1988) "On the acquisition of discourse among autistic children." *Language Sciences*, 10(1), pp. 193–224.
Piatt, C. G., and J. Tanaka (2005) "The electrophysiology of categorizing typical and atypical objects." Paper presented at the PEN X workshop, Pittsburgh, Pennsylvania.
Pouget, A., and T. J. Sejnowski (1997) "A new view of hemineglect based on the response properties of parietal neurones." *Philosophical Transactions of the Royal Society B: Biological Sciences*, 352(1360), pp. 1449–1459.
Quattrocki, E., and K. Friston (2014) "Autism, oxytocin and interoception." *Neuroscience & Biobehavioral Reviews*, 47, pp. 410–430.
Quinn, P. C. (1987) "The categorical representation of visual pattern information by young infants." *Cognition*, 27(2), pp. 145–179.
Ralph, R. O., and P. W. Corrigan (2005) *Recovery in Mental Illness: Broadening Our Understanding of Wellness*. American Psychological Association.
Rasch, B., and J. Born (2013) "About sleep's role in memory." *Physiological Reviews*, 93(2), pp. 681–766.
Ridgway, P. (2001) "Restorying psychiatric disability: Learning from first person recovery narratives." *Psychiatric Rehabilitation Journal*, 24(4), pp. 335–343.
Rizzolatti, G., and L. Craighero (2004) "The mirror-neuron system." *Annual Review of Neuroscience*, 27, pp. 169–192.
Rorty, R. (1989). *Contingency, Irony, and Solidarity*. Cambridge, England: Cambridge University Press. (邦訳はローティ 2000)
Salinas, E., and L. F. Abbott (1995) "Transfer of coded information from sensory to motor networks." *The Journal of Neuroscience*, 15 (10), pp. 6461–6474.
Sato, S., I. Mukaiyachi, K. Okuda, and T. Yokoyama (2014) "How can Tojishya Kenkyu (self-directed research) deepen one's self-understanding?: Effectiveness of Tojishya Kenkyu for better understanding of self." Joint World Conference on Social Work, Education and Social Development 2014, Melbourne Convention and Exhibition Centre, Melbourne, Australia.
Schachter, S. and J. Singer (1962) "Cognitive, social, and physiological

determinants of emotional state." *Psychological Review*, 69 (5), pp. 379–399.

Schauder, K. B., L. E. Mash, L. K. Bryant, and C. J. Cascio (2015) "Interoceptive ability and body awareness in autism spectrum disorder." *Journal of Experimental Child Psychology*, 131, pp. 193–200.

Scott, S. K., C. McGettigan, and F. Eisner (2009) "A little more conversation, a little less action-candidate roles for the motor cortex in speech perception." *Nature Reviews Neuroscience*, 10(4), pp. 295–302.

Seltzer M. M., P. Shattuck, L. Abbeduto, and J. S. Greenberg (2004) "Trajectory of development in adolescents and adults with autism." *Mental Retardation and Developmental Disabilities Research Reviews*, 10(4), pp. 234–247.

Seth, A. K. (2013). "Interoceptive inference, emotion, and the embodied self." *Trends in Cognitive Sciences*, 17(11), pp. 565–73.

Silani, G., G. Bird, R. Brindley, T. Singer, C. Frith, and U. Frith (2008) "Levels of emotional awareness and autism: an fMRI study." *Social Neuroscience*, 3(2), pp. 97–112.

Sinclair J. (1998) "Is cure a goal?" http://autismmythbusters.com/general-public/home/cure/is-cure-a-goal-jim-sinclair (accessed 2017–08–16)

South, M., P. D. Chamberlain, S. Wigham, T. Newton, A. Le Couteur, H. McConachie, L. Gray, M. Freeston, J. Parr, C. B. Kirwan, and J. Rodgers (2014) "Enhanced decision making and risk avoidance in high-functioning autism spectrum disorder." *Neuropsychology*, 28 (2), pp. 222–228.

Southgate, V., and K. Meints (2000) "Typicality, naming, and category membership in young children." *Cognitive Linguistics*, 11 (1–2), pp. 5–16.

Staples, K. L., and G. Reid (2010) "Fundamental movement skills and autism spectrum disorders." *Journal of Autism and Developmental Disorders*, 40(2), pp. 209–217.

Tager-Flusberg, H., and K. Sullivan (1995) "Attributing mental states to story characters: a comparison of narratives produced by autistic and mentally retarded individuals." *Applied Psycholinguistics*, 16 (3), pp. 241–256.

Tallal, P. (2004) "Improving language and literacy is a matter of time."

Nature Reviews Neuroscience, 5(9), pp. 721-728.
Talmy, L.(1983)"How language structures space." In H. L. Pick, and L. P. Acredolo (eds.), *Spatial orientation: Theory, research, and application*. New York: Plenum Press, pp. 225-282
Talmy, L.(1988). "Force dynamics in language and cognition." *Cognitive Science*, 12(1), pp. 49-100.
Talmy, L.(1996). "Fictive motion in language and "ception"." In P. Bloom, M. A. Peterson, L. Nadel, and M. F. Garrett(eds.), *Language and space*. Cambridge, Mass.: MIT Press, pp. 211-275.
Talmy, L.(2000) *Toward a Cognitive Semantics: Vol. 1. Concept structuring systems*. Cambridge, Mass.: MIT Press.
Tavano, A., A. Pesarin, V. Murino, and M. Cristani (2014) "Automatic Conversational Scene Analysis in Children with Asperger Syndrome/High-Functioning Autism and Typically Developing Peers." *PLoS ONE*, 9 (1), e85819.
Taylor, John R.(2004). *Linguistic Categorization: Prototypes in linguistic theory*(Oxford Textbooks in Linguistics), 3rd ed. Oxford University Press. (邦訳はテイラー 2008)
Thomsen, D. K., J. Tønnesvang, A. Schnieber, and M. H. Olesen(2011)"Do people ruminate because they haven't digested their goals?: The relations of rumination and reflection to goal internalization and ambivalence." *Motivation and Emotion*, 35(2), pp. 105-117.
Tulving, E. (1985) "Memory and consciousness." *Canadian Psychology/Psychologie canadienne*, 26(1), pp. 1-12.
Ullsperger, M., H. A. Harsay, J. R. Wessel, and K. R. Ridderinkhof(2010) "Conscious perception of errors and its relation to the anterior insula." *Brain Structure and Function*, 214(5-6), pp. 629-643.
Valentino, K., A. K. Nuttall, M. Comas, C. G. McDonnell, B. Piper, T. E. Thomas and S. Fanuele(2014)"Mother-child reminiscing and autobiographical memory specificity among preschool-age children." *Developmental Psychology*, 50(4), pp. 1197-1207.
Vandekerckhove, M., and J. Panksepp(2009)"The flow of anoetic to noetic and autonoetic consciousness: a vision of unknowing (anoetic) and knowing(noetic) consciousness in the remembrance of things past and imagined futures." *Consciousness and Cognition*, 18 (4), pp. 1018-

1028.
Vanvuchelen, M., L. Van Schuerbeeck, H. Roeyers, and W. De Weerdt (2013) "Understanding the mechanisms behind deficits in imitation: do individuals with autism know 'what' to imitate and do they know 'how' to imitate?" *Research in Developmental Disabilities*, 34(1), pp. 538-545.
Verhoeff, B. (2012) "What is this thing called autism? A critical analysis of the tenacious search for autism's essence." *BioSocieties*, 7(4), pp. 410-432.
Visser, E., M. P. Zwiers, C. C. Kan, L. Hoekstra, A. J. van Opstal, and J. K. Buitelaar (2013) "Atypical vertical sound localization and sound-onset sensitivity in people with autism spectrum disorders." *Journal of Psychiatry and Neuroscience*, 38(6), pp. 398-406.
Waterhouse, L., and D. Fein (1982) "Language skills in developmentally disabled children." *Brain and Language*, 15(2), pp. 307-333.
Weiner, B., R. P. Perry, and J. Magnusson (1988) "An attributional analysis of reactions to stigmas." *Journal of personality and social psychology*, 55(5), pp. 738-748.
White, W., C. Budnick, and B. Pickard. "Narcotics Anonymous: its history and culture." http://www.williamwhitepapers.com/pr/2011%20Narcotics%20Anonymous%20History%20and%20Culture.pdf
Williams, J. M., and K. Broadbent (1986) "Autobiographical memory in suicide attempters." *Journal of Abnormal Psychology*, 95(2), pp. 144-149.
Williams, J. M. G., T. Barnhofer, C. Crane, D. Herman, F. Raes, E. Watkins, and T. Dalgleish (2007) "Autobiographical memory specificity and emotional disorder." *Psychological Bulletin*, 133(1), pp. 122-148.
Wright, B. A, R. W. Bowen, and S. G. Zecker (2000) "Nonlinguistic perceptual deficits associated with reading and language disorders." *Current Opinion in Neurobiology*, 10(4), pp. 482-486.
Young, S. L., and D. S. Ensing (1999) "Exploring recovery from the perspective of people with psychiatric disabilities." *Psychiatric Rehabilitation Journal*, 22(3), pp. 219-231.
Younger, B., and S. Gotlieb (1988) "Development of categorization skills: Changes in the nature or structure of infant form categories." *Developmental Psychology*, 24(5), pp. 611-619.

Zalla, T., and M. Sperduti (2013) "The amygdala and the relevance detection theory of autism: an evolutionary perspective." *Frontiers in Human Neuroscience: Cognitive Neuroscience*, 7(894), Dec 30.

Zhao, J., L. Wang, Y. Wang, X. Weng, S. Li, and Y. Jiang (2015). "Developmental tuning of reflexive attentional effect to biological motion cues." *Scientific Reports*, 4, p. 5558.

謝辞

本研究は、ＭＥＸＴ科研費・新学術領域研究（研究領域提案型）「当事者視点と社会モデルを踏まえた自閉スペクトラム症研究プラットフォームの実現」（No. 19H04896）、ＪＳＴ・ＣＲＥＳＴ「認知ミラーリング：認知過程の自己理解と社会的共有による発達障害者支援」（課題番号：JPMJCR16E2）、およびＪＳＰＳ科研費・基盤研究（Ａ）「生態学的現象学による個別事例学の哲学的基礎付けとアーカイブの構築」（No. 17H00903）、基盤研究（Ｂ）「自閉症に関する哲学と医学の学際的研究：ドゥルーズ哲学と自閉症研究の融合」（Mo. 19H01183）、基盤研究（Ｂ）「対人援助とセラピーにおける対話実践の身体性と社会性：対話空間のオラリティ研究」（No. 19KT0001）の助成を受けた。

熊谷晋一郎
1977年生まれ．新生児仮死の後遺症で脳性まひになる．高校までリハビリ漬けの生活を送り，歩行至上主義のリハビリに違和感を覚える．中学1年時より電動車椅子ユーザーとなる．高校時代に身体障害者の先輩との出会いを通じて自立生活運動の理念と実践について学び，背中を押されて大学時代より一人暮らしを始める．大学時代に出会った同世代の聴覚障害学生の運動に深く共鳴する．「見えやすい障害」をもつ自分への「排除型差別」とは異なる，「見えにくい障害」に対する「同化型差別」の根深さを知る．
東京大学医学部医学科卒業後，千葉西総合病院小児科，埼玉医科大学病院小児心臓科での勤務，東京大学大学院医学系研究科博士課程での研究生活を経て，現在，東京大学先端科学技術研究センター准教授，小児科医．東京大学バリアフリー支援室長．専門は小児科学，当事者研究．
主な著作に，『リハビリの夜』(医学書院，第9回新潮ドキュメント賞)，『発達障害当事者研究』(共著，医学書院)，『つながりの作法』(共著，NHK出版)，『ひとりで苦しまないための「痛みの哲学」』(共著，青土社)など．

当事者研究――等身大の〈わたし〉の発見と回復

2020年7月15日　第1刷発行
2024年7月 5 日　第6刷発行

著　者　熊谷晋一郎《くまがやしんいちろう》

発行者　坂本政謙

発行所　株式会社 岩波書店
〒101-8002 東京都千代田区一ツ橋2-5-5
電話案内 03-5210-4000
https://www.iwanami.co.jp/

印刷・三陽社　カバー・半七印刷　製本・松岳社

ISBN 978-4-00-006337-1　Printed in Japan